ISBN 978-3-662-31297-1   ISBN 978-3-662-31501-9 (eBook)
DOI 10.1007/978-3-662-31501-9

Sonderabdruck aus
„Zeitschrift für Urologische Chirurgie", Bd. 41, Heft 1
Springer-Verlag Berlin Heidelberg GmbH

Versuche zur Verbesserung der Operationserfolge bei Verpflanzung der Harnleiter in den Darm[1].

Wer über eine große Operationserfahrung am Tier hinsichtlich der Ureterverpflanzung in den Darm verfügt, der wird immer wieder die Beobachtung machen müssen, daß im großen und ganzen zwei Ereignisse das mühevoll erworbene Ergebnis über kurz oder lang zunichte machen: Die eitrige Bauchfellentzündung einerseits und die Infektion der Nierenwege andererseits. Wenn man bedenkt, daß seit nahezu 80 Jahren an diesem Problem gearbeitet wird, daß jährlich immer neue operative Vorschläge erfolgen, so erscheint die Bewältigung dieser Aufgabe im Widerspruch zu stehen zu biologischen Gesetzmäßigkeiten, und doch beweist eine große Anzahl jahrzehntelanger Heilungen, daß die Verbindung zwischen Nierensystem und Darmkanal mit dem Leben vereinbar ist. Man wird deshalb nicht müde werden dürfen, an diesem Problem weiterzuarbeiten, um die ihm innewohnenden Gefahren beherrschen zu lernen; handelt es sich doch um eine Gruppe von sonst fast aussichtsloser Erkrankungen. Was wir versuchen, ist nicht allein die Erhaltung eines Lebens um jeden Preis. Der Erfolg, um den gerungen wird, strebt nach der Schaffung eines gesellschaftsfähigen Menschen, erstrebt die Herstellung der Kontinenz. Diesen Leitsatz wird man sich bei allen Entscheidungen vor Augen halten müssen.

Die Versuche, die wir unternommen haben, hatten einmal zum Ziel, die Gefahr der Niereninfektion durch Verpflanzung der Harnleiter in weniger keimhaltige Darmabschnitte einzudämmen. Der Gedanke ist nicht neu. Es liegt eine Anzahl von Versuchen vor, die wahrscheinlich machen, daß derartige Operationen mit dem Leben nicht vereinbar sind. Ich habe mich von ihrer Beweiskraft nicht immer überzeugen können und sah mich veranlaßt, auf breiter Grundlage alle operativen Möglichkeiten und ihre Folgen für den Organismus chemisch und physikalisch-chemisch zu untersuchen. Davon handelt der 1. Abschnitt.

Der Ausgang dieser Versuche und Beobachtungen über die Einheilungsvorgänge am Ureterstumpf führten mich dann zur Ausarbeitung

---

[1] Ausgeführt mit Unterstützung der Gesellschaft zur Förderung der deutschen Wissenschaft, Würzburg.

einer eigenen Operationsmethode, welche vielleicht geeignet ist, die Peritonitisgefahr endgültig zu bannen und auch für die Vermeidung der Niereninfektion beim Menschen günstigere Bedingungen schaffen wird. Damit beschäftigt sich eine zweite Arbeit.

Den eigenen Versuchsergebnissen glaubte ich eine kurze Übersicht über neuere Arbeiten und Erfahrungen bei Harnleiterverpflanzungen am Menschen hinzufügen zu müssen. Die Veranlassung dazu gab die Durchsicht des Schrifttums, welches ziemlich unzweifelhaft erkennen läßt, daß man in Deutschland dieser Operation im allgemeinen ablehnend gegenübersteht. Ich glaube aber nicht, daß man auf die Dauer an den Erfolgen ausländischer Autoren, insbesondere der Amerikaner, vorbeigehen sollte, handelt es sich doch in den allermeisten Fällen um Kranke, die alles zu gewinnen und nichts zu verlieren haben.

Man kann Zweifel haben, ob dem Tierversuch (wobei es sich meistens um Hunde handelt) eine besondere Bedeutung zukommt. Diese Frage ist im letzten Jahr in der Öffentlichkeit viel erörtert worden. Ich stimme aber nur darin überein, daß eine *restlose Klärung* für die Anwendung der Methoden beim Menschen von dem Tierversuch nicht zu erwarten ist. Nach allen Erfahrungen ist der Hund den drohenden Infektionsgefahren entschieden weniger gewachsen als der Mensch. Hinzu kommt, daß wir klinisch nur selten in der Lage sind, bei Auftreten von postoperativen Verwicklungen eine für den chirurgischen Eingriff ausreichende topische Diagnose zu stellen. Gelingt es uns schließlich doch einmal, so werden wir erleben, daß das Tier die Maßnahmen heftig sabotiert. Würde man eine Operationsmethode entwickeln, die trotz all dieser biologisch begründeten Schwierigkeiten die Einpflanzung der Harnleiter in den Darm *beim Hund* ungefährlich gestaltet, so wird man sie am *Menschen* getrost verwenden dürfen.

Ganz ähnlich liegen die Bedingungen für die Beurteilung der Urämieentstehung bei Einleitung der gesamten Urinmenge in den Darm. Wir wissen nicht, ob menschliche oder tierische Darmwand sich gleich verhalten würde. Eine Verpflanzung der Harnleiter in den Darm beim Menschen muß aber für unverantwortlich gehalten werden, wenn der Tierversuch gesetzmäßig zur Urämie führen würde. — In dieser Art wollen wir unsere Versuche an Tieren bewußt auf den Menschen übertragen wissen.

Harnleiterverpflanzungen in verschiedene Darmabschnitte und ihre Folgen für den Organismus.

Um allen nach der Operation auftretenden Infektionsschwierigkeiten zu entgehen, liegt es nahe, Darmteile aufzusuchen, welche keimarmut oder wenigstens nicht so wirkungsvolle Keime aufweisen wie der Dickdarm. Geht man an einen derartigen Operationsplan heran, so wird man sich jedoch klar werden müssen, ob die Einleitung der gesamten Urinmenge in den Darm von dem Organismus ertragen wird. Die einschlägigen chirurgischen Fachwerke beschränken sich in den meisten Fällen auf die knappe Bemerkung, daß eine Verpflanzung der Harnleiter in obere Darmwege wegen der Gefahr der Urinresorption nicht möglich sei. Im folgenden soll geprüft werden, ob derartige operative Maßnahmen eine Urämie heraufbeschwören und ob die Verpflanzung in höhere Darmabschnitte tatsächlich den Vorteil geringerer Infektionsgefahr bringt.

Allgemeine klinische Beobachtungen und Methodisches.

Eine genauere Beschreibung der angewendeten Operationstechnik wird, soweit es notwendig erscheint, bei den jeweiligen Darmabschnitten gegeben werden. In allen Fällen (bis auf die Rectumverlagerungen) wurde der quer abgetrennte und freigelegte Harnleiter nach dem Prinzip von *Coffey* in den Darm verpflanzt. Es wurde also stets ein 3—4 cm langer, submuköser Schrägkanal gebildet, nicht etwa eine *Witzel*-Fistel. Stets ist bei den Tieren eine sorgfältige Darmsäuberung vorzunehmen. Die Tiere wurden 2 Tage vorher in einen Einzelstall gebracht und mit Abführmittel bei Nahrungsentzug vorbehandelt. Bei Operationen im Dickdarm genügt bei weitem nicht ein einfacher Reinigungseinlauf. Hier hat sich *Coffey* Verdienste erworben, indem er auf die Notwendigkeit rectoskopischer Reinigung hinwies. Bei Operationen in dieser Gegend lasse man auch während und nach der Operation einen dicken Schlauch im Anus liegen. Man kann es sonst erleben, daß bei Eröffnung des Darmes schmutziges Spülwasser herausquillt, welches noch gefährlicher ist als der feste Kot. Eine derartige Bespülung der Wundfläche ist mir zweimal passiert. Beide Hunde starben an einer schweren Peritonitis mit Nahtinsuffizienz, wobei gut zu erkennen war, daß die Infektion von der Darmaußenwand ihren Ausgang genommen hatte. Die genauen Vorschriften von *Coffey* zum aseptischen Operieren im Dickdarm sind sicher sehr fein durchdacht. Ich würde sie beim Menschen auch jederzeit anwenden. Bei den Tieroperationen hatte ich für diese Maßnahme jedoch nicht immer genügend geschultes Personal zur Verfügung. Ich habe mich deshalb meistens beschränkt, den Darm rectoskopisch vor der Operation zu spülen, um dann ein dickes Darmrohr einzulegen. Nach Eröffnung der Bauchhöhle wurde dann die Dickdarmschlinge sofort mit einer weichen Klemme gefaßt, um ein Tiefersteigen von neuen Kotmassen zu verhindern. Nach einiger Übung war der Darm immer vorzüglich sauber. Bisweilen haften an der Schleimhaut noch kleine Kotbrocken, sie werden mit einem kleinen Tupfer, mitsamt diesem Tupfer in das Darmlumen geschoben.

In allen Fällen wurde Äthernarkose verwendet bei vorheriger Pantopon-Atropingabe. Abgesehen von Peritonitiden und Pyonephrosen habe ich an besonderen Zufällen erlebt: 3mal eine Schluckpneumonie, 1 mal multiple Dünndarminvaginationen. 2mal wurden große Abstopftücher in der Bauchhöhle zurückgelassen, 1mal die Blase angeschnitten, 1 mal trat eine Streptokokkenpyämie auf bei vollkommen geglückter, reaktionsloser Uretereinheilung im Dickdarm ohne Pyelonephritis und ohne Wundeiterung. Es fanden sich in den verschiedensten Organen kleine Abscesse. Ein Fall bot ein ganz eigenartiges Bild: Bei Eröffnung der Bauchhöhle fand man wenig Exsudat und überall stark vergrößerte Mesenterialdrüsen, die man beim Hunde an sich nicht allzu selten findet. Während nun die Auslösung des rechten Ureters ohne Besonderheiten verlief, trat bei dem linken ein diffuses Einströmen von klarem, manchmal etwas milchigem Exsudat auf. Das Operationsfeld wurde dauernd vollständig überschwemmt. Dabei war nicht zu erkennen, woher diese Flüssigkeitsmassen kamen. Die Operation wurde zu Ende geführt, der Hund starb 2 Tage später und hatte eine seröse Peritonitis. Der Harnleiter war nicht verletzt, verletzte große Lymphstämme wurden nicht gefunden. 3mal sah ich schwere eitrige Perinephritiden auftreten bei völlig gesunder Ureter- und Nierenbeckenschleimhaut. Makroskopisch und mikroskopisch zeigte sich dabei klar, daß die Infektion entlang den Lymphgefäßen hinaufgestiegen war in das perirenale Gewebe. — Nachblutungen habe ich nicht zu verzeichnen.

Wir haben uns nun nicht allein mit operativen Maßnahmen und klinischen Beobachtungen begnügt, sondern uns auch chemisch und physikalisch-chemisch einen Einblick in das Verhalten einiger Blutwerte verschafft. Da jedes Maß für die Urinausscheidung nach der Harnleiterverpflanzung fehlt, so konnte es nur auf diesem Wege gelingen, die Ausscheidung der harnfähigen Stoffe zu überwachen, um schließlich mit Hilfe des Sektionsbefundes bei gut erhaltenem Nierengewebe und Fehlen jeder Infektion Rückschlüsse auf die Wirkung der Urinrückresorption in den einzelnen Darmabschnitten ziehen zu können.

Bei jedem Hund, der operiert wurde, haben wir im Nüchternblut fortlaufend bestimmt: a) die Gefrierpunktserniedrigung, b) den Reststickstoffgehalt, c) die Harnstofffraktion, d) die Aminosäurefraktion, e) den Eiweiß- bzw. Wassergehalt. In einigen Fällen wurde noch der Chlorgehalt und Trockensubstanz von Vollblut und Serum bestimmt. Zur Bestimmung der Gefrierpunktserniedrigung benutzten wir das Kryoskop nach *Beckmann* in der Modifikation von *Häbler* und fanden damit bei 70 gesunden Hunden einen Mittelwert von $\Delta = -0{,}590$, bei einem Höchstwert von $\Delta = -0{,}637$ und einem Mindestwert von $\Delta = -0{,}540$. Eine Kohlensäuredurchströmung erfolgte dabei nicht. Die Stickstofffraktionen wurden mittels des *Bang*schen Mikroverfahrens bestimmt. Die normalen Schwankungen wurden von Tönnis und uns schon in einer früheren Arbeit festgelegt. Sie bewegen sich für den Rest-N zwischen 51,17 mg% bis 15,32 mg%, bei einem Mittelwert von 30,82 mg%. In den später aufgeführten Kurven ist nur der Rest-N eingezeichnet, da sich herausgestellt hat, daß nicht etwa nur der leicht diffusible Harnstoff die Darmwand passiert, sondern auch die Aminosäuren, und zwar in proportionalem Maße, so daß diese beiden Fraktionen nur Parallelen zu den Schwankungen des Reststickstoffspiegels liefern. Wegen der Klarheit der Darstellung in den Bildern fiel ihre Mitteilung fort.

Der Wasser- bzw. Eiweißgehalt wurde in einzelnen Fällen gewichtsanalytisch und in allen Fällen refraktometrisch bestimmt. Da sich hier ebenfalls ein paralleler Gang herausstellte, haben wir uns schließlich nur mit der refraktometrischen Bestimmung unter Benutzung der Tabellen von *Reiss* begnügt. Bei 92 Normaltieren betrugen die Grenzwerte 5,18—9,16%, bei einem Mittelwert von 7,33%.

Die Bestimmung des Chlorgehaltes geschah nach *Häbler-Nötzel*, die der Trockensubstanz nach *Stinzing* und *Gumprecht-Tönnis*. Zur Beurteilung gewinnt weniger der ermittelte Einzelfaktor eine Bedeutung, als das Zusammenspiel aller Werte. Wie die Nierenarbeit schließlich auch nicht aus einer einheitlichen Funktion, sondern aus einer großen Anzahl Teilfunktionen besteht. In der Gefrierpunktserniedrigung (osmotischer Druck) bekommen wir die quantitative Summe aller echt gelösten Bestandteile im Blutserum. Im gesunden Organismus sehen wir den osmotischen Druck nur in bestimmten Grenzen schwanken. Er wird vor allen Dingen durch die Nierenarbeit reguliert. Erkrankungen dieser Organe, vor allen Dingen mangelhafte Ausscheidungskraft, führen unter Umständen zur Überschreitung der normalen Grenzen. Wir sind also in der Lage, eine Teilfunktion in der Nierenarbeit messend zu verfolgen. Bei Einleitung der gesamten Urinmenge in den Darm ist man jedoch weniger geneigt, eine Schädigung der Nierenfunktion anzunehmen, als vielmehr eine Rückresorption harnfähiger Stoffe durch die Darmwand hin zum Blut. Wieweit diese Ansicht den tatsächlichen Verhältnissen entspricht, wird noch zu erörtern sein (s. S. 19).

Aber auch osmotische Druckwerte an der obersten Grenze der Norm können einen latenten urämischen Zustand andeuten. Hier wird die Berücksichtigung des Wasserwertes von entscheidender Bedeutung. Gerade in unseren Versuchen sehen wir nicht allzu selten als beginnendes Zeichen einer Urämie Ansteigen des Wassergehaltes, also Verdünnung des Blutes bei Annäherung des osmotischen Druckes an die oberste zulässige Grenze. Wir sehen hier den Selbstregulationsversuch des Organismus, durch Wassereinstrom die Salzkonzentration in einer dem Leben erträglichen Grenze zu halten, da eine Entfernung der harnfähigen Stoffe nicht mehr gelingt. Umgekehrt kann z. B. reichlicher Wasserverlust durch Erbrechen, Durchfälle usw. zur hochgradigen Eindickung des Blutes führen. Damit sehen wir gewöhnlich gleichzeitig eine Zunahme des osmotischen Druckes und ein Steigen der Stickstofffraktion auftreten. Auch in diesem Falle würden wir aus dem hohen Eiweißgehalt die Eindickung erkennen und die Erhöhung der genannten Werte entsprechend bewerten. Derartige Eindickungen können zur Überschreitung der oberen Normalgrenze bei den Stickstofffraktionen führen. Dagegen habe ich niemals gesehen, daß die Gefrierpunktserniedrigung die zulässige Grenze überschreitet. Die alleinige Erhöhung der Stickstofffraktion über die Norm hinaus darf noch nicht als Urämiesymptom gedeutet werden, wenn nicht gleichzeitig mindestens eine pathologische Verschiebung des osmotischen Druckes damit parallel geht. Reststickstofferhöhungen können bei Anlässen der verschiedensten Natur ebenfalls auftreten. Aus diesen wenigen Andeutungen mag man entnehmen, wie wir die Beurteilung der Blutwerte handhaben.

Schwierigkeiten werden für uns immer dort auftreten, wo wir Anlaß haben, funktionsuntüchtige Nieren annehmen zu müssen. Das ist gerade in unseren Versuchen nicht allzu selten der Fall, da Niereninfektionen mit die häufigste Komplikation im Hundeexperiment sind. Die Entscheidung, ob eine Darmurämie oder Nierenurämie vorlag, wird natürlich nur möglich durch die Berücksichtigung der Obduktionsbefunde und histologischen Untersuchungen der Nieren, die wir bei allen verendeten Hunden konsequent durchgeführt haben. Im folgenden sind zur Beurteilung der Darmurämie alle Fälle mit Infektion des Nierenbeckens, höhere Grade mit Hydronephrose und Hydroureter trotz vorhandener Harnleiterdurchgängigkeit ausgeschaltet und nur die „reinen" Fälle in der Auswertung berücksichtigt.

Die Urämie, die sich bei der Einleitung der gesamten Urinmenge in den Darm ergibt, unterscheidet sich klinisch in keiner Weise von der, die bei Unterbindung der Nierengefäße (*Feltz* und *Ritter*) auftritt. Nehmen wir Beschreibungen der menschlichen Urämie zur Hand, etwa die von *Frerichs*, so können wir sie fast wörtlich für uns in Anspruch nehmen.

Die Urinvergiftung wird eingeleitet durch eine allgemeine Depression. Die Tiere verlieren an Munterkeit, liegen still im Käfig herum. Dazu stellt sich bald Nahrungsverweigerung ein, während der Durst zunimmt. Sie saufen begierig Wasser, um hinterher sofort zu erbrechen. Das Erbrechen häuft sich, viel Würgen stellt sich ein, schleimige, fötide blutige Darmentleerungen gesellen sich hinzu. Das Fell wird struppig. Das ganze Tier verbreitet einen üblen, harnstoffartigen Geruch und verendet schließlich im Koma durch Atemstillstand, während das Herz gewöhnlich noch eine Zeitlang weiterschlägt. Ödeme und Krämpfe traten niemals auf. Dagegen sieht man gegen Ende fibrilläre Muskelzuckungen. Meist erfolgt der Tod nach 12 Tagen. Eine einseitige Verpflanzung des Harnleiters wird in allen Darmabschnitten stets ohne klinische Erscheinung (mit Ausnahme von Durchfällen) ertragen. Es besteht also bei der Darmurämie ein wesentlicher Unterschied gegenüber der Anlage einer Harnleitervenenfistel, wie sie von *Brücke* zuerst experimentell untersucht und auf breiter Grundlage von *Hartwig* und *Hessel* bestätigt wurde. Bekanntlich führt dabei schon die einseitige Ureter-Venenanastomose unter dem Bilde einer stillen Urämie in kurzer Zeit zum Tode des Versuchstieres. Man nimmt an, daß in der Niere gebildete Toxine unbekannter Natur Anlaß zur Entwicklung dieses Vergiftungsbildes geben. Diese Gifte werden offenbar von der Darmwand zurückgehalten, denn sonst müßte es schon bei einseitiger Verpflanzung des Harnleiters in hohe Darmabschnitte zu einer Urämie kommen, was, wie gesagt, niemals der Fall ist. Im Blute sehen wir nicht einmal Stickstoffsteigerungen oder Erhöhung des osmotischen Druckes.

Eine eigenartige Erscheinung soll nicht unerwähnt bleiben. In einer nicht geringen Anzahl beobachtet man, daß die Niere der älteren Verpflanzungsseite kleiner ist als die andere. Ganz besonders fällt es bisweilen bei rein einseitigen Transplantationen in die Augen. In Abb. 1 ist ein solcher Zustand wiedergegeben. Die Uretero-Duodeno-Anastomose lag $^3/_4$ Jahre zurück. Man fand eine kirschgroße Niere bei nicht erweitertem und nicht infiziertem durchgängigem Harnleiter

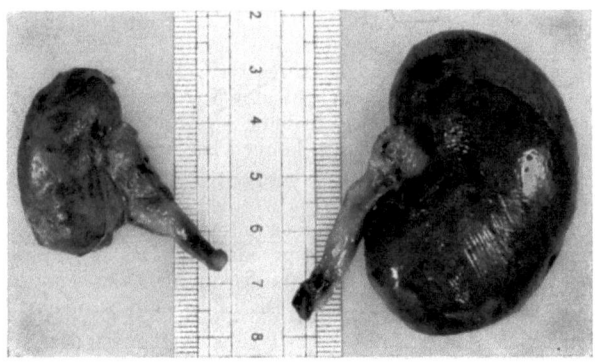

Abb. 1. Verkleinerung der rechten Niere $^3/_4$ Jahr nach Verpflanzung des rechten Harnleiters in das Duodenum.

vor. *Hinmann* und *Belt* haben in diesem Zusammenhang von einer Atrophie der Niere infolge Nichtgebrauches gesprochen. Wegen der Rückresorption müsse die andere Niere doppelte Arbeit leisten, sie hypertrophiere, während die verpflanzte Nierenseite für den Ausscheidungsprozeß zunehmend bedeutungslos werde. *Bollinger* und *Walter-Taylor* sind dieser Anschauung entgegengetreten. Bei Verkleinerung der Nieren fanden sie immer Entzündungserscheinungen mit lokaler Fibrosis, und sie betonen mit Recht, daß bei Infektionen und Störungen am Ureter nicht von einer Inaktivitätsatrophie der Niere gesprochen werden könne. Diesem Standpunkt möchte ich mich anschließen. Zunächst findet man Nierenverkleinerungen nicht nur bei hochgelegenen Verpflanzungen, sondern auch bei Transplantationen in den Dickdarm. Die einfache Beobachtung läßt dabei keinen Zweifel, daß Urin abgesondert wird, und andererseits konnten wir einen Rücktransport harnfähiger Stoffe vom Enddarm aus nicht mit Sicherheit nachweisen. Es fehlen also zunächst einmal die notwendigen Voraussetzungen. Histologisch bieten die verkleinerten Nieren stets das gleiche Bild. In dem abgebildeten Falle fand man eine ausgebildete Fibrosis, die Mark- und Rindenschicht ziemlich gleichmäßig betraf. Die Markschicht zeigte eine starke (ascendierende) entzündliche Infiltration. Herdweise fanden sich auch im Interstitium der Nierenrinde chronisch entzündliche Infiltrate. Die Glomeruli waren dabei auffallend gut erhalten, die Kapsel manchmal verdickt mit deutlicher Proliferation der Kapselendothelien (Halbmonde). Die histologische Diagnose lautete stets: Chronisch interstitielle ascendierende Nephritis mit herdförmiger chronischer Glomerulonephritis. Nephroscirrhose.

Auf dieser chronisch entzündlichen Basis müssen die Nierenverkleinerungen zustande kommen. Sie sind in unseren Aufzeichnungen 15 mal erwähnt.

Die Verpflanzung der Harnleiter in den Magen.

Im Schrifttum fand ich Berichte über Verpflanzungsversuche in den Magen nicht vor. Bei dem ganz andersartigen Chemismus gegenüber den sonstigen Darmabschnitten war es notwendig, diesen Versuch zu unternehmen, da die Infektionsgefahr besonders gering zu veranschlagen war. Auch schien es nicht unmöglich, daß der Magenchemismus giftige Stoffe des Harns in eine dem Organismus erträgliche Form umwandeln würde.

Ich habe die Operation an 5 Hunden stets in 2 Sitzungen ausgeführt. Die linke Ureterverpflanzung gestaltete sich technisch etwas einfacher. Von einem linken Pararectalschnitt aus wurde der Ureter dicht an der Blase quer abgetrennt und in ganzer Länge bis hinauf zur Hälfte des Nierenbeckens abgelöst. Wenn man nun den Magen ein klein wenig nach unten zieht, so läßt sich der Harnleiter ohne Spannung und Abknickung in den Magen einleiten (Schrägkanal nach *Coffey*). Übt der Magen einen Zug nach oben aus, so ist er mit einigen Nähten an der Nierenkapsel oder der seitlichen Bauchwand in Situation zu halten. Die Verpflanzung des rechten Ureters ist deshalb etwas schwieriger, weil der Harnleiter nach Freilegung durch die Gekröseplatte vom Duodenum und Pankreas durchgeführt werden muß. Außerdem ist eine Vorziehung nach links notwendig, um vor dem Pylorus noch einen Schrägkanal bilden zu können. Ob man Magenhinter- oder -vorderwand wählt, ist technisch ziemlich gleichgültig. Ohne Bedeutung scheint auch antiperistaltische Einnähung für die Funktion zu sein. Aus begreiflichen Gründen ist es von Wichtigkeit, soweit wie irgend möglich nach der kleinen Kurvatur zu gehen, denn beim Gehen und Stehen wird nach der großen Kurvatur zu stets ein größerer Flüssigkeitsdruck von der Ureterperistaltik zu überwinden sein als am Magenansatz. Technisch wichtig ist vor allen Dingen die weitgehende Auslösung des Ureters. Man kann sonst erleben, daß sich das Peritoneum wie ein Segel über den Ureter legt und funktionell eine Stenose verursacht. Ernährungsstörungen am ausgelösten Ureter beobachtet man nicht und sind auch nicht zu befürchten.

Die Einleitung des Urins einer Niere wird ohne klinische Krankheitszeichen gut vertragen. Der Stuhl formt sich allerdings pastenartig und bekommt eine ziegelrotbraune Färbung. Die chemischen und physikalischen Blutwerte erfahren keine entscheidende Änderung (Abb. 2). Mit Verpflanzung des 2. Ureters in den Magen stellen sich, klinisch zunehmend, nach 1—2 Tagen alle Zeichen der Urämie ein, wie ich sie eingangs beschrieben habe (S. 7). Vor ihnen setzt ein rasches Ansteigen aller chemischen und physikalisch-chemischen Werte ein, bei zunehmender Eindickung des Blutes (s. Abb. 2 und Protokoll von Schäferhund 80), so daß kein Zweifel an dem Vorhandensein einer Urämie bestehen kann.

Protokollauszug Schäferhund 80. Gewicht 23,5 kg. 30. VIII. 1933: Verpflanzung des rechten Ureters in die Magenvorderwand in Äthernarkose. — 14. IX. 1933: Befinden sehr gut, Stuhl stets breiig geformt. Intravenöses Pyelogramm zeigt gute Nierenfunktion rechts. — 26. IX. 1933: Verpflanzung des linken Ureters in die Magenvorderwand in Äthernarkose. — 30. IX. 1933: Befinden gut. Stuhl dünnflüssig. — 1. X. 1933: Hund ist nicht so munter wie am Vortage, liegt viel herum, Freßlust keine, viel Durst. — 3. X. 1933: Tier in tiefem Koma, reagiert nicht auf Anruf. Starker Harnstoffgeruch des ganzen Tieres. Atmung unregelmäßig, bisweilen vom Typ *Cheyne-Stoke*. Tier wird durch Einspritzung von Chloroform in das Herz getötet.

Obduktionsbefund (Auszug): In der Bauchhöhle kein Eiter. Die Milz zeigt einen geringen fibrinösen Belag. Beide Nieren sind gleich groß, die rechte zeigt etwas mehr Gefäßstauung. Der rechte Ureter ist auf etwa Griffeldicke erweitert und unmittelbar vor der Einmündung in den Magen etwas mehr ausgesackt. Der linke Ureter ist völlig normal. Der Magen zeigt überall glatte und blasse Schleimhaut. Der Magensaft verbreitet einen starken Ammoniakgeruch. Beide Harnleitereinmündungen sind gut zu erkennen und mit einer Sonde zu passieren. Um die linke Ureter-

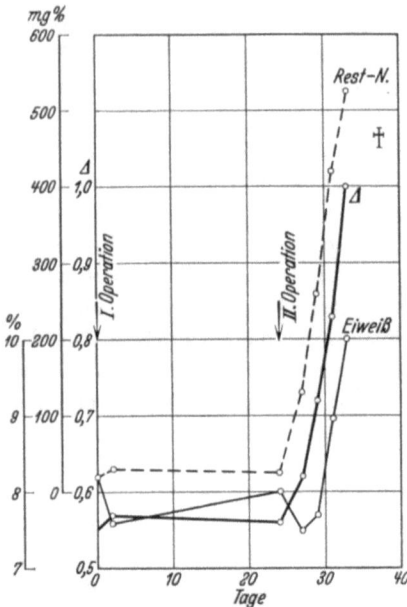

Abb. 2. Verlauf der Serumwerte (Gefrierpunktserniedrigung, Reststickstoffgehalt, Eiweißgehalt) beim Schäferhund 80 nach Verpflanzung beider Harnleiter in den Magen in 2 Sitzungen.

mündung bestehen noch einige Nekrosen. Im rechten Ureter befindet sich klare, auf Kongorot stark saure Flüssigkeit. Nierenbecken zart und blaß. Das Nierenparenchym zeigt im ganzen Ausschnitt grau-weißliche Verfärbung, als hätte es in Säure gelegen. Linke Niere normal.

Histologischer Befund der rechten Niere zeigt normale Schleimhaut in Mark und Rindenschicht.

Diagnose: Urämie. Status nach gelungener beiderseitiger Ureterverpflanzung in den Magen. Hydroureter geringen Grades rechts.

Wir führen nur dieses eine Protokoll ausführlich an als Prototyp einer Urämieentstehung nach Verpflanzung beider Ureter in den Magen. Von unseren 5 Hunden verhielten sich 4 gleichartig. Der Tod erfolgte am 8. oder 9. Tag nach der Verpflanzung. Alle Hunde hatten Durchfälle, 2 von ihnen mit Blutabgang und entzündlicher Rötung der Darmschleimhaut ohne Ulcera, während die Magenschleimhaut in keinem

Falle Entzündungserscheinungen erkennen ließ. Bei 2 Hunden fand man einseitig Magensäure im Ureter und ein eigentümlich graues Aussehen der Nieren (als hätten sie in Säure gelegen). Daraus habe ich geschlossen, daß die Magensäure schon vor dem Tode in den Harnleiter zurückgelaufen sein muß, denn die Sektion folgte unmittelbar nach dem Tode, und die graue Verfärbung betraf den ganzen Querschnitt der Niere gleichmäßig. Hier hat also der in jedem Fall lange Schrägkanal (3—4 cm) einen Rückstrom zugelassen. Allerdings lagen die Einpflanzungen recht tief in der Nähe der großen Kurvatur. Niemals habe ich Speisebröckel im Ureter oder Nierenbecken vorgefunden. Eine Infektion der Schleimhäute von Nierenbecken und Ureter wurde nicht beobachtet.

Eine gewisse Ausnahmestellung nahm der 5. Hund ein. Er zeigte nach der 1. Operation viel Ausfluß von eitrigem Schleim aus der Nase. Das Abklingen dieses Prozesses wurde abgewartet und dann der rechte Ureter in den Magen verpflanzt. Das Tier starb 15 Tage (lebte also länger) nach der Operation ohne Erbrechen, ohne besonders starke Durchfälle. Klinisch bot es nicht das Bild einer Urämie. Das Verhalten der chemischen und physikalisch-chemischen Blutwerte zeigt (Abb. 3) aber eine Anhäufung harnfähiger Stoffe im Blut. Dieser Fall läßt aber nicht den geradlinigen Anstieg aller Werte erkennen, sondern ein Hin- und Herpendeln. Außerdem sind die Abweichungen von der Norm nicht so hochgradig wie in allen anderen Fällen.

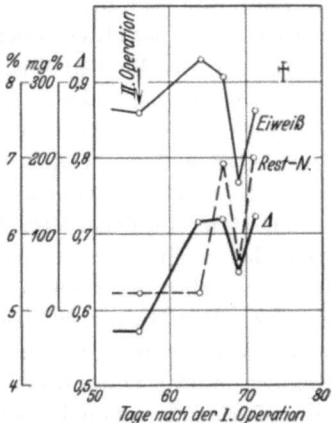

Abb. 3. Verlauf der Serumwerte (Gefrierpunktserniedrigung, Reststickstoffgehalt, Eiweißgehalt) beim Hund Spitz 90 nach Verpflanzung beider Harnleiter in den Magen und Entwicklung einer Sepsis.

Die Sektion deckte eine Pyämie auf mit Metastasen hinter dem Brustbein, auf der Pleura und im kleinen Becken (bakteriologisch Streptokokken). Beide Harnleiter waren reaktionslos in den Magen eingeheilt. Im Magen fand man Urin. Offenbar hat die Pyämie den physikalisch-chemisch doch nachweisbaren Vergiftungszustand beeinflußt. Eine Erklärung vermögen wir nicht zu geben. — Ein 6. Hund wurde in die Betrachtung nicht einbezogen, da er nach der einseitigen Verpflanzung an einer Dünn- und Dickdarminvagination mit Blutstühlen zugrunde ging.

Zusammenfassend muß gesagt werden, daß bei Verpflanzung der Harnleiter in den Magen die Tiere ausnahmslos unter urämischen Symptomen zugrunde gehen, so daß sich eine Übertragung der Versuche auf den Menschen unbedingt verbietet, obwohl eine Infektionsgefahr für Nieren und Nierenbecken nicht vorhanden ist.

Verpflanzung der Harnleiter in obere Dünndarmabschnitte.

In dieser Richtung sind experimentelle Untersuchungen bereits angestellt von *Hinmann* und *Belt, Thomson, Bolliger* und *Walker-Taylor* u. a. In diesen Abschnitt rechne ich ebenfalls die Versuche hinein, den Harnleiter in die Gallenblase zu verpflanzen, weil schließlich, sofern nur der Urin in den Darm gelangt, die gleichen Versuchsbedingungen für Urinrückresorption entstehen müssen wie bei der Verpflanzung in obere Dünndarmabschnitte direkt. Die Transplantation der Harnleiter in die Gallenblase hat scheinbar mehr Anreiz geboten, weil man sich hier absolut sterile Verhältnisse erhoffte.

Der erste Versuch ist 1914 von *Papin* und *Morels* unternommen worden. Sie berichten über erfolgreiche Verpflanzungen des rechten Harnleiters in die Galleblase beim Hund. Der doppelseitige Versuch wurde nicht ausgeführt.

Von *Dardel* (1921) wurden aur Veranlassung von *Quervain* beide Harnleiter mit der Gallenblase anastomosiert. Sein Material umfaßt 5 Hunde. Die Operation wurde zweizeitig ausgeführt. Alle Hunde überstanden die einseitige Verpflanzung ohne Schwierigkeiten, während sie nach der zweiten rasch zugrunde gingen. Eine Ausnahme bildete ein Hund, welcher die 2. Operation 6 Wochen überstand. Er bekam keine Urämie. Der Harnstoffspiegel im Blut blieb normal. Die Autopsie ergab eine Darminvagination. Alle Hunde bekamen übrigens mehr oder weniger starke Durchfälle, besonders der langlebige. Dieser Fall ist eine Kuriosität. Von keinem Experimentator ist meines Wissens eine derartig lange Lebensdauer wieder beobachtet worden.

Unter dem Eindruck dieses Falles ist es aber zu verstehen, daß *Dardel* die Hoffnung hatte, die Ureter-Gallenblasenanastomose wäre an Hund und Menschen erfolgreich durchführbar. Die einzige Komplikation seien Durchfälle, welche wohl durch geeignete diätetische Maßnahmen zu bekämpfen seien.

Kehl (1923) ist dem entgegengetreten. Seine Hunde starben alle 5—7 Tage nach der 2. Operation, und die Rest-N-Bestimmungen ließen keinen Zweifel aufkommen, daß es sich um urämische Zustände handelte. Auch er beobachtete erschöpfende Durchfälle, die er aber als Ausdruck der Urämie ansah.

1925 hat *Bussa* die gleichen Versuche an Affen wiederholt (Macacus cynomologus). Der rechte Ureter wurde in die Gallenblase verpflanzt und dann die linke Niere exstirpiert. Kein Tier hat die Operation längere Zeit überlebt. Sie starben 6—19 Tage unter Azotämie, Appetitlosigkeit, Sopor und Koma, boten also das Bild der Urämie.

Baidin mußte 1931 die gleichen Erfahrungen an 24 Hunden und Katzen machen. 14 starben unter dem Bild der Urämie, 6 interkurrent. Da kein Stickstoff im Gallenblaseninhalt nachzuweisen war, kam er allerdings zu dem Schluß, daß Urämie aufträte, weil kein Urin in die Gallenblase gelange. In 5 seiner Fälle war die Harnleiteröffnung überhaupt nicht durchgängig. 9 mal fand er im Implantat eine Öffnung, ist aber der Meinung, daß zwar nicht mechanische, aber physiologische Hindernisse vorliegen, die ihre Ursache in den verschiedenen Druckverhältnissen von Harnwegen und Gallenblase haben.

Man sieht also eine ganze Anzahl von Beobachtungen mit gleichem ungünstigem Endresultat und recht verschiedenen Deutungen. Nur der eine Hund von *Dardel* mit einer Lebenszeit von 6 Wochen bildet eine Ausnahme und kann bestimmt nicht als Regel gewertet werden. Welche besonderen Zustände dort vorgelegen haben mögen, ob die erschöpfenden Durchfälle den Abtransport der harnfähigen Stoffe bewerkstelligt haben, ob Unterschiede in der Durchlässigkeit der Darmwand in dieser Hinsicht vorhanden sind, läßt sich nicht übersehen. Alle Autoren haben keine Infektion der Harnwege gesehen. Technisch läßt sich die Operation am Hund und an der Leiche ausführen. Man muß jedoch den Harnleiter genau wie bei den Transplantationen in den Magen in ganzer Länge auslösen. Wenn darauf auch keine Ernährungsstörungen entstehen, wie von vielen Autoren immer wieder behauptet wird, so bietet eine weitgehende Auslösung doch immer wieder die Gefahr, daß sich Verwachsungsstränge mit Verziehungen und leichten Einschnürungen des Ureters ausbilden. Der Harnleiter antwortet darauf gewöhnlich mit einer geringen Dilatation. Bisweilen findet man auch auf kurzer Strecke spindelige Auftreibungen bei erhaltener Peristaltik und Urinabgang. Deshalb erscheint die Einpflanzung in die oberen Dünndarmwege technisch glücklicher, weil nur eine Auslösung auf kurzer Strecke notwendig ist.

Wir haben wieder nach dem Prinzip von *Coffey I* an 10 Hunden den rechten Harnleiter in das Duodenum verpflanzt. Diesen Eingriff haben alle Tiere ohne Schwierigkeiten überstanden. Die operative Seite bietet keine Besonderheiten. Die chemischen und physikalisch-chemisch ermittelten Blutwerte lassen Abweichungen von der Norm nicht erkennen. Infektionen traten nicht auf. Der Stuhlgang blieb bei einigen Tieren geformt, nahm aber eine eigenartige, ziegelmehlartige Farbe an, bei anderen bestanden dauernd pastenartige bis dünnflüssige Entleerungen, ohne daß das Allgemeinbefinden irgendwie gestört war. — Nach 10 Tagen und später wurde dann der linke Harnleiter in die oberste Jejunumschlinge verpflanzt. Bei 2 Tieren wurde die linke Niere extraperitoneal exstirpiert.

Hinsichtlich der Infektion sind die Bedingungen im oberen Jejunum schon ungünstiger als im Duodenum oder etwa Magen. Ich habe in 5 Fällen schwere Infektionen zu verzeichnen. 2 mal entwickelte sich eine eitrige, diffuse Peritonitis von der linken Einpflanzungsstelle ausgehend ohne Nahtinsuffizienz, 1 mal eine schwere Urinphlegmone mit lokaler Peritonitis. Hier hatte sich der Ureter aus dem Schrägkanal herausgezogen. Bei 2 Hunden deckte die Sektion schwer eitrige Entzündungen des die Niere umgebenden Gewebes auf mit Periureteritis, während die Schleimhaut ohne jegliche Entzündungserscheinungen zart und blaß war. Auch nach den histologischen Untersuchungen kann kein Zweifel bestehen, daß die Infektion von der Harnleiterdarmnaht rein auf dem Lymphwege zum perirenalen Gewebe vorgedrungen ist. Eigentliche ascendierende Infektionen der Harnwege mit Schleimhautveränderungen, wie sie bei der Ureterkolostomie die Regel sind, habe ich in den oberen Darmabschnitten nicht beobachtet.

In allen „reinen" Fällen entwickelte sich eine zum Tode führende Urämie mit extremer Steigerung aller Blutwerte. Als Beispiel ist in Abb. 4 der Gang der Anhäufung von harnfähigen Stoffen im Blut wiedergegeben, wobei beachtenswert erscheint, daß ähnlich wie beim Magen Gefrierpunktserniedrigungen von $\varDelta = -1{,}0°$ gemessen werden, während das Tier noch Lebenszeichen von sich gibt. Die Lebensdauer betrug 8—12 Tage. Bei Entfernung der linken Niere gingen die Tiere wesentlich rascher zugrunde, spätestens nach 7 Tagen.

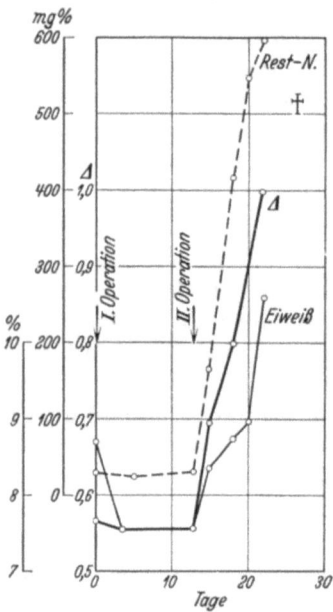

Abb. 4. Verhalten der Serumwerte (Gefrierpunktserniedrigung, Reststickstoffgehalt, Eiweißgehalt) beim Hund Rolf 20 nach Verpflanzung des rechten Harnleiters in das Duodenum und des linken in das obere Jejunum.

Protokollauszug: Rolf 20, deutscher Schäferhund. Gewicht 15,6 kg. 9. VI. 1933: Verpflanzung des rechten Ureters in das Duodenum in Äthernarkose. — 11. VI. 1933: Befinden gut, Stuhl breiig geformt. — 19. VI. 1933: Bestes Allgemeinbefinden, Wunde gut verheilt, zur weiteren Operation geeignet. — 20. VI. 1933: Operation in Äthernarkose. Der rechte Ureter wird besichtigt, er ist nicht erweitert und zeigt normale peristaltische Wellen. Niere rechts nicht vergrößert. Verpflanzung des linken Harnleiters in die erste Jejunumschlinge. Am Schluß wird die Darmschlinge an der Hinterwand fixiert. — 22. VI. 1933: Tier ist still, keine Freßlust, Erbrechen von Schleim und Galle. Einlauf mit Prostigmingaben. Magenaushebung. 500 ccm physiologische Kochsalzlösung subcutan. — 24. VI. 1933: Es wird reichlich dickbreiiger, urinfarbener Stuhl entleert. Befinden nicht schlecht. — 25. VI. 1933: Es stellt sich etwas Freßlust ein. Erbsensuppenartige Stühle, starke Abmagerung. — 27. VI. 1933: Das Tier hat einen sehr unsicheren, wackeligen Gang. Freßlust vorhanden, viel Durst mit Erbrechen, Stuhlentleerungen sehr reichlich, dünnflüssig. — 28. VI. 1933: Tier ist heute sehr schlapp, Fell ist struppig. — 30. VI. 1933: Blutentnahme sehr erschwert. Freilegen der Halsvene. Das Tier liegt unregelmäßig atmend am Boden, reagiert nicht auf Kneifen, starker Harnstoffgeruch. Exitus letalis.

Obduktion: Rechtes Nierenbecken normal, rechter Ureter gering erweitert, zugehörige Einpflanzungsstelle ist gut durchgängig. Die linke Ureteröffnung erweist sich ebenfalls gut durchgängig, obwohl sich der Harnleiter hinter die Darmschleimhaut zurückgezogen hat. Kein Anhalt für Infektion. Die Darmschleimhaut ist an einigen Stellen etwas gerötet, keine Ulcerationen. Blase klein, ohne Urin, ihre Schleimhaut ist blaß, jedoch schmierig und schleimig belegt.

Diagnose: Urämie. Status nach gelungener Verpflanzung des rechten Ureters in das Duodenum mit geringer Erweiterung des Harnleiters. Gelungene Ureterverpflanzung links in die oberste Jejunumschlinge. Enteritis geringen Grades.

Bei 2 Hunden wurden auch die Chlorwerte in Vollblut und Serum bestimmt. Hierbei achteten wir besonders darauf, daß die Entnahme aus der Vene ohne Stauung erfolgte. Ferner wurde das Blut bis zur Bestimmung unter Paraffinabschluß gehalten, um störende Reaktionsverschiebungen durch Kohlensäureabdunstung zu verhindern. Der Verlauf sei am Beispiel des Hundes Lux 48 gezeigt. Der rechte Harnleiter befand sich im Duodenum, der linke im oberen Jejunum.

Protokoll von Lux 48.

Chlorgehalt in mg%	in Vollblut	Serum	Eiweiß-%
6. VII. 1933	318	404	7,13
II. Operation:			
10. VII. 1933	339	395	7,78
13. VII. 1933	462	382	10,54
14. VII. 1933		Exitus letalis	

Wir sehen eine Veränderung in der Verteilung des Chlorgehaltes auftreten. Er nimmt im Serum ab, während er im Vollblut wächst. Wir führen die Verschiebung auf die mit der Urämie einhergehende Acidose zurück. Seit den klassischen Untersuchungen *Hamburgers* ist es bekannt, daß unter dem Einfluß der CO_2-Spannung das Chlorion seine Verteilung zwischen Blutkörperchen und Plasma ändert. Hohe Kohlensäurespannung (Acidose) bewirkt den Eintritt von Chlor in die gleichzeitig durch Wasseraufnahme schwellenden Erythrocyten. Seine besondere Bedeutung erhält dieser Befund jedoch dadurch, daß es bei der menschlichen echten Urämie zu den gleichen Verschiebungen kommt. Die enterogene Urämie in unserer Versuchsanordnung unterscheidet sich also in dieser Hinsicht nicht von der nephrogenen.

Die letzte Spalte läßt die hochgradige Eindickung des Blutes gegen Ende erkennen. Wir sehen sie bei allen unseren Urämiefällen auftreten. Auffällig ist, daß der absolute Gehalt an Chlor dadurch kaum berührt wird.

Überblicken wir unsere Beobachtungen im oberen Dünndarmabschnitt, so müssen wir bekennen, daß die Entwicklung einer Urämie bei doppelseitigen Verpflanzungen der Harnleiter die unausbleibliche Folge ist. Im Duodenum ist die Infektionsgefahr gering zu veranschlagen, während im oberen Jejunum die Bedingungen schon wesentlich ungünstiger liegen. Es kommt allerdings nicht zu so schweren Eiterungen wie im unteren Dünn- und Dickdarm. An der Darmschleimhaut sind Veränderungen im Sinne der Enteritis nicht selten.

Verpflanzung der Harnleiter in untere Dünndarmabschnitte.

Bei dem Ausmaß, welches die Reststickstoff-Fraktionen im Blut bei Verpflanzung in obere Dünndarmwege annehmen, haben wir es unterlassen, in Dünndarmmitte Verpflanzungen vorzunehmen und haben begonnen, Implantationen oberhalb der Ileocöcalklappe (30—35 cm oberhalb) anzulegen, um wieder zu prüfen, welche Lebensaussichten für die Tiere bestehen.

In dieser Art haben wir 15 Hunde operiert. In erster Sitzung wurde immer der rechte Harnleiter aufgesucht und in das unterste Ileum unter Bildung eines Schrägkanals nach *Coffey* eingepflanzt. Um annähernd gleiche Versuchsbedingungen zu bekommen, wurde von der Ileocöcalklappe ab oralwärts 50 cm mit dem Bandmaß abgemessen. Dann gelangte man fast stets an eine für die Verpflanzung gerade günstig liegende Darmschlinge. Diesem ersten Eingriff sind 4 Hunde im Anschluß an die Operation erlegen. (In der gesamten Aufstellung wurden 2 Hunde nicht berücksichtigt, wo es sich um einen Narkosetod und einen Unglücksfall durch Strangulation handelte.) Von den einseitig Verpflanzten starben 2 an einer einseitigen, schweren eitrigen Pyonephrose. 1 Hund zeigte eine schwere Urinphlegmone mit Peritonitis und Perinephritis. Der 4. Hund ging an einem Dünndarmileus zugrunde. Bei keinem Hund veränderten sich die Blutwerte.

Die 2. Verpflanzung des linken Ureters bereitete technisch nicht geringe Schwierigkeiten. Zunächst bestanden in allen Fällen ausgedehnte Verwachsungen zwischen den Dünndarmschlingen und dem Netz, die schon den Zugang schwierig machten. Am besten gelangt man von einem linken Pararectalschnitt heran. Weiterhin war auch eine Lösung der Dünndarmverwachsungen nötig, um zu wissen, in welcher Darmhöhe der Urin einfließt und ob die Einmündung in isoperistaltischer Richtung erfolgt. In 2 Fällen war mir eine Orientierung unmöglich. In 1 Falle habe ich den Harnleiter deswegen in die erste beste, günstig gelegene Schlinge verpflanzt, beim anderen erfolgte die Transplantation in das Rectum. Die Sektion des 1. Hundes ergab, daß der Harnleiter zufällig in den Dünndarmteil 30 cm oberhalb der Ileocöcalklappe gelangt war, allerdings antiperistaltisch. Nichts deutete aber darauf hin, daß der Urinabfluß dadurch gestört worden war. In allen anderen Fällen, wo wir uns anatomisch zurechtfinden konnten, erfolgte die Einnähung des linken Ureters 20—30 cm oberhalb der Ileocöcalklappe isoperistaltisch.

Warum es gerade in diesem Gebiete zu so ausgedehnten Verwachsungen kommt, ist mir unklar geblieben. Weder bei den Verpflanzungen im oberen Dünndarmabschnitt noch im gesamten Dickdarm ist im übrigen diese Komplikation sonst in Erscheinung getreten. Diese Verwachsungen machten es in den meisten Fällen auch unmöglich, sich während der 2. Operation über den Funktionszustand der rechten Nierenharnleiterseite zu unterrichten. Wo es möglich war, fanden wir den Harnleiter immer gering erweitert (griffeldick) bei normalem peristaltischem Spiel.

Für das Problem der Urämieentstehung durch Einleitung der gesamten Urinmenge in den unteren Dünndarm kann ich nur 4 „reine" Fälle anführen, während alle anderen Tiere mehr oder weniger schwere Infektionen bekamen. 4 Hunde starben an einer diffusen eitrigen Peritonitis, bei 3 von ihnen fand man eitrige Nekrosen am Schrägkanal. Der Ureter hatte sich ziemlich weit zurückgezogen. Bei 1 Hund wurde beim Bauchschnitt die prall gefüllte Blase eröffnet. Sie wurde in doppelter Schicht vernäht und ein Katheter eingelegt. Es entwickelte sich trotzdem eine tödliche Peritonitis. Bei 3 Tieren deckte die Sektion schwere Pyelonephrosen auf, wie ich sie niemals im oberen Dünndarm, sondern nur bei Dickdarmverpflanzungen gesehen habe.

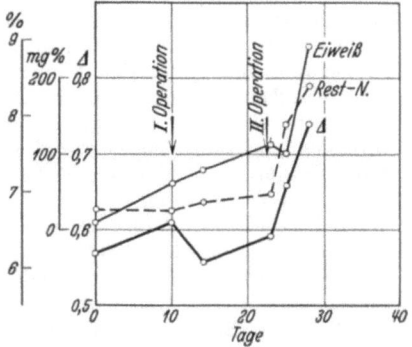

Abb. 5. Verlauf der Serumwerte (Gefrierpunktserniedrigung, Reststickstoffgehalt, Eiweißgehalt) beim Hund Rolf 62 nach Verpflanzung beider Harnleiter in das untere Ileum in 2 Sitzungen.

Gleichzeitig bestand auf der anderen Seite eine leichte Infektion. Aus diesen Angaben geht schon zur Genüge hervor, daß die Verpflanzung in das Ileum hinsichtlich der Infektion keinerlei Vorteile bietet gegenüber Transplantationen in den Dickdarm, wobei noch ins Gewicht fallen würde, daß technisch das Anbringen des linken Ureters im Ileum bisweilen recht schwierig ist.

Ein letzter Fall soll nicht unerwähnt bleiben, weil es dort am nächsten Tag nach der 2. Operation zu einer zum Tode führenden Blutung aus dem Darm kam. Die Obduktion ergab normales Verhalten beider Nieren und Harnleiter. Auf der frisch operierten Seite fand man keine Ursache für den Blutaustritt. Hellrotes Blut befand sich auch nicht nur abwärts von der Operationsstelle, sondern im gesamten Dünn- und Dickdarmbereich bis hinauf zum Pförtner, während der Magen von Blut frei war. Geschwürsbildungen wurden nicht beobachtet, die Darmschleimhaut zeigte im gesamten Verlauf entzündliche Rötung.

Wir nehmen als Todesursache nach dem histologisch-klinischen Befund eine hämorrhagische Enteritis an. Da der Tod 2 Tage nach der 2. Operation erfolgte, können wir leider über das Verhalten der Blutwerte nichts aussagen.

Wie steht es nun mit der Urinvergiftung in diesem Darmabschnitt? Ich führe als Beispiel die Blutwerte von Hund Rolf 62 an.

Protokollauszug: Rolf 62, weiblich. 27. VII. 1933: Operation in Äthernarkose, Einpflanzung des rechten Ureters nach *Coffey I*, 50 cm oberhalb der Ileocöcalklappe. — 3. VIII. 1933: Wunde verheilt, bestes Allgemeinbefinden, Stuhlgang ohne Besonderheiten. Gewicht 13,5 kg. — 9. VIII. 1933: Operation in Äthernarkose. Ausgedehnte Verwachsungen zwischen den Dünndarmschlingen, die alle erst durchtrennt werden müssen, damit man sich klar wird, wo der Ureter eingepflanzt wird. Eine Dünndarmschlinge oberhalb der Ileocöcalklappe liegt besonders günstig. Dort wird der linke Harnleiter wie bisher eingepflanzt. Die Schlinge wird an der Hinterwand durch einige Nähte fixiert. — 10. VIII. 1933: Stuhl dünnflüssig, von Konsistenz und Aussehen wie Kaffeesatz. Intravenöses Pyelogramm zeigt gutes Funktionieren beider Harnleiter und Eintreten der Kontrastflüssigkeit in den Darm. — 12. VIII. 1933: Viel galliges Erbrechen. Das Tier ist deprimiert. — 14. VIII. 1933: Das Tier ist sehr schlapp, Freßlust nicht vorhanden, es säuft jedoch viel Wasser. Stuhl immer dünnflüssig, urinfarben, Blutentnahme ohne Freilegen der Vene nicht mehr möglich. — 16. VIII. 1933: Der Hund liegt tot im Stall.

Sektionsbericht: Außer erheblichen Verwachsungen im Bauchraum keine Besonderheiten, beide Nieren von gleicher Größe, Harnleiter auf Griffeldicke erweitert, an der Einmündungsstelle in den Darm gut durchgängig. Die Darmschleimhaut ist zart und blaß.

Diagnose: Status nach Verpflanzung beider Harnleiter in das untere Ileum. Urämie.

Es kann kein Zweifel sein, daß es auch noch im unteren Dünndarmabschnitt zur tödlichen Urämie kommt. Alle 4 Fälle zeigen gesetzmäßig den Anstieg aller Blutwerte wie bei dem Hund Rolf 62. Auffallend ist dabei, daß die Anhäufung der harnfähigen Stoffe im Blut niemals so hochgradig wird wie bei hochsitzenden Verpflanzungen. Es scheint demnach eine Abhängigkeit zwischen der Höhe der Einpflanzung und der Erhöhung der Blutwerte zu bestehen. Mit Abnahme der zu passierenden Darmlänge nimmt auch die Anhäufung harnfähiger Stoffe im Blut ab. Daß die Verweildauer des Urins von Bedeutung ist, geht schon daraus hervor, daß bei Benutzung kurzer ausgeschalteter Dünndarmabschnitte als Harnbehälter sicherlich keine Urämie auftritt. Für die Pathogenese der Urämie besitzen unsere Versuche einige Bedeutung. Ein Eingehen würde uns aber zu weit vom eigentlichen Thema abbringen. Ich möchte nur darauf hinweisen, daß bei der enterogenen Urinvergiftung ein Bild entsteht, welches chemisch und klinisch der echten Urämie beim Menschen außerordentlich gleicht. Hier wie dort müssen wir einen echten Giftfaktor unbekannter Natur annehmen, denn auch bei unserer Versuchsanordnung ist die Höhe der Reststickstofffraktionen nicht die eigentliche Todesursache. Das Tier mit tiefer Verpflanzung lebt trotz niedriger Stickstoffwerte nicht länger. Es ist nicht ein einfaches Zurücksaugen der Urinstoffe in das Blut. Die Dinge liegen komplizierter. Ich halte es nicht für ausgeschlossen, daß ein im Darm gebildeter Giftstoff die Niere schädigt und dadurch das Vergiftungsbild erzeugt, welches der menschlichen Urämie gleicht. Es wäre dann ein sekundäres Ereignis und nicht der primäre Vorgang der Urinresorption. Der Schaden ist allerdings reparabel, denn man kann bei jedem Tier den urämischen Zustand beseitigen, wenn man die Harnleiter in die Haut verpflanzt. Auffällig bleibt auch, daß die einseitige Urineinleitung immer ohne irgendwelche Schäden und Abweichungen vertragen wird.

Für unsere ursprüngliche Problemstellung genügt die Feststellung, daß es auch bei Verpflanzungen in untere Dünndarmabschnitte zur Ausbildung einer tödlichen Urämie kommt. Hinsichtlich der Infektionsgefahr bieten sich uns ebenfalls keinerlei Vorteile. Wir erleben Komplikationen von gleicher Schwere wie im Dickdarm. Die Darmschleimhaut erleidet im allgemeinen durch den dauernden Urindurchgang keine nennenswerten Schädigungen.

Verpflanzungen der Harnleiter in den Dickdarm.

Man wird von vornherein erwarten dürfen, daß die Infektionsgefahr für Nieren und Bauchfell in allen Teilen des Dickdarmes gleich groß ist. Bei Verpflanzungen wird man sich deshalb von rein praktischen Gesichtspunkten leiten lassen. Im Schrifttum geht es sehr durcheinander. Der eine empfiehlt das Coecum als Urinbehälter, der andere lobt das Colon descendens, weil der Betreffende gerade einmal einen Fall in der Weise versorgen konnte. *Coffey* mit seiner großen Erfahrung empfahl, möglichst tief zu verpflanzen. Beim Hund gelangt man mit seinen Methoden etwa in Höhe des unteren Sigmoids. Allgemein betrachtet muß derjenigen Operation die größte Bedeutung zugemessen werden, welche die Harnleiteröffnung dem natürlichen After so nahe bringt, daß man sich die Mündungen sichtbar machen kann.

Von solchen Gesichtspunkten geleitet, haben wir nur wenige Versuche in höheren Dickdarmabschnitten unternommen und das Schwergewicht experimenteller Arbeit auf Verpflanzungen in das untere Sigmoid und Rectum verlegt.

Von der Harnleitertransplantation in das nicht ausgeschaltete Coecum habe ich einen schlechten Eindruck bekommen. Von 3 Hunden starben 2 bereits in den ersten Tagen nach einseitiger Verpflanzung an einer diffusen stinkenden Bauchfellentzündung. Die Einheilungsverhältnisse liegen beim Hund ganz besonders schlecht, da das Coecum stets hochgradig gebläht ist. Bei dem 3. Hund ist uns die Verpflanzung gelungen. Das Tier leidet aber seit der Zeit an dünnflüssigen Darmentleerungen. Der Kot spritzt in starkem Strahl heraus, beschmutzt den ganzen Käfig und das Tier selbst. Dabei ist das Durstgefühl nicht gesteigert. Wir haben wohl vor uns die Wirkung eines hohen Einlaufs.

In das untere Sigmoid und Rectum habe ich bei 45 Hunden Harnleiterverpflanzungen vorgenommen. Bei 13 Tieren kamen die Methoden von *Coffey* in ihren Abänderungen (I—III) in Anwendung. Die Technik ist mit hinreichender Genauigkeit in verschiedenen Lehrbüchern dargelegt, so daß ich nicht darauf einzugehen brauche. Bei den anderen Hunden kam eine eigene Operationsmethode in Anwendung (s. Arbeit II). Nach der rectoskopischen Durchtrennung der Harnleiter entsteht als anatomischer Endzustand das gleiche wie bei den Verpflanzungen nach *Coffey*, ein submucöser Schrägkanal von 3—4 cm Länge. Die gesamte Operationsanlage führt jedoch dazu, daß die Einmündungen stets der Besichtigung durch das Darmrohr zugängig werden. Es liegt uns hier nicht daran, die beiden Operationsarten gegeneinander abzuschätzen. Es sollen nur die Wirkungen des Urins auf die Einleitung in den Enddarm untersucht werden und dafür ist die Operationsart gleichgültig.

Bei Fehlen von Niereninfektionen sieht man im Dickdarm nach Harnleiterverpflanzungen urämische Zustände nicht auftreten. Die gute Verträglichkeit ist ja auch beim Menschen schon hinreichend bekannt. Es gibt Beobachtungen über 2 Jahrzehnte, die eine Schädigung der Schleimhaut wie der Ausscheidung harnfähiger Stoffe nicht erkennen lassen.

Von meinen Hunden führe ich 2 Beispiele an, wo die Beobachtung der Blutwerte über mehrere Monate sich erstreckt (Abb. 6 und 7).

Protokollauszug Schallo I. Gewicht 17,5 kg. 22. IX. 1933: Operation in Äthernarkose. Pararectalschnitt im rechten Unterbauch und Verpflanzung des rechten Harnleiters nach *Coffey* I mit *Mayo*schem Catgutfaden im Lumen in den Dickdarm am Übergang zwischen Rectum und Sigmoid. — 29. IX. 1933: Tier ist munter, Stuhl dünnbreiig. — 18. X. 1933: Operation in Äthernarkose. Pararectalschnitt links. Es bestehen fast keine Verwachsungen. Der rechte Ureter wird zu Gesicht gebracht. Er ist praktisch kaum erweitert, zeigt peristaltische Wellen. Verpflanzung des linken Harnleiters in gleicher Weise wie rechts an etwas höherer Stelle. — 21. X. 1933: Das Tier macht einen befriedigenden Eindruck, frißt heute etwas. Stuhlgang dünn. — 27. X. 1933: Das Tier ist heute nicht mehr so lebhaft, unsicherer wackeliger Gang, es werden große Mengen wässerigen Kotes entleert. Das Tier ist sehr still. — 16. XI. 1933: Allgemeinbefinden wieder sehr gut, Appetit vorhanden, hat am meisten Verlangen nach Knochen, reichlich dünnflüssige Stuhlentleerung, heute einmal Erbrechen. — 9. XII. 1933: Das Tier ist etwas abgemagert, Gewicht 15,1 kg. Der Stuhl war heute vorübergehend blutig. — 27. I. 1934: Befinden heute sehr schlecht. Das Tier ist plötzlich teilnahmslos, frißt nichts, großes Durstgefühl. — 30. I. 1934: Blutentnahme gelingt nur noch sehr mühsam. Das Tier säuft viel Wasser, zunehmende Benommenheit. — 1. II. 1934: Exitus letalis.

Auszug aus dem Sektionsbefund: Die Einpflanzung der Harnleiter ist rechts etwa 15 und links 20 cm oberhalb des Afters erfolgt. Beide Schrägkanäle sind weich und befinden sich in einem vorzüglichen Zustand. Die rechte Niere zeigt teilweise

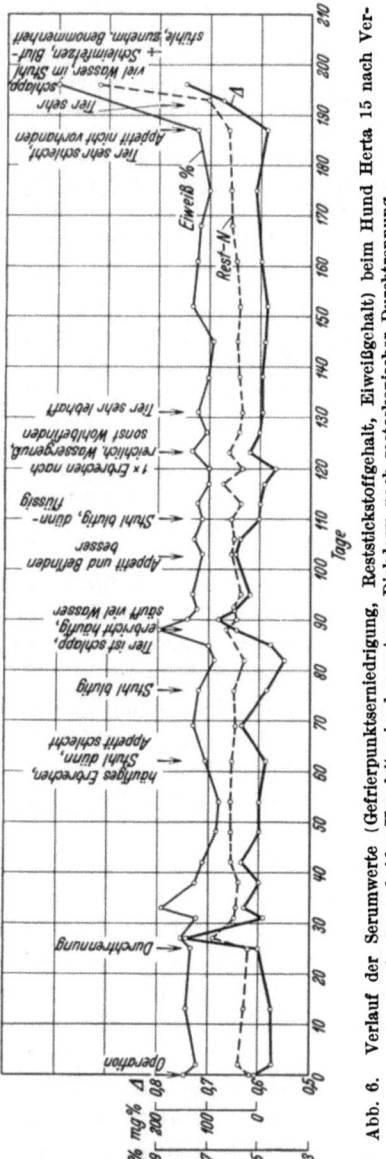

Abb. 6. Verlauf der Serumwerte (Gefrierpunktserniedrigung, Reststickstoffgehalt, Eiweißgehalt) beim Hund Herta 15 nach Verlagerung beider Harnleiter in den unteren Dickdarm nach rectoskopischer Durchtrennung.

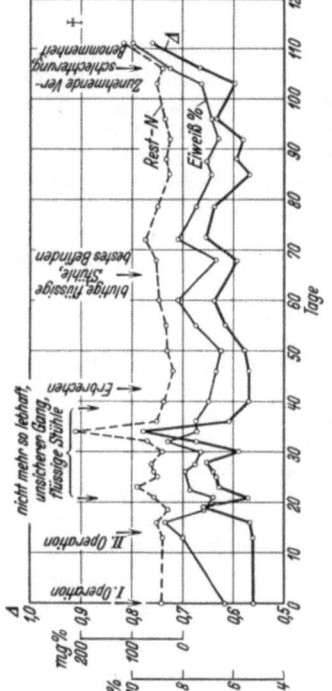

Abb. 7. Verhalten der Serumwerte (Gefrierpunktserniedrigung, Reststickstoffgehalt, Eiweißgehalt) beim Hund Schallo I nach Verpflanzung beider Harnleiter in das obere Rectum (Methode Coffey I).

eine weißlich-schmierige Oberfläche. Auch auf dem Durchschnitt findet man als Inhalt eitrigen Urin. Die Schleimhaut und Wand von Nierenbecken und Harnleiter ist entzündlich gerötet und verdickt, links sind Nierenbecken und Harnleiter nicht erweitert, die Schleimhäute erscheinen etwas gerötet. Flüssigkeiten sind in Nierenbecken und Harnleiter nicht vorhanden. Das Darmlumen ist an den Stellen, wo die Uretereinpflanzungen liegen, etwas eingeengt.

Klinische und pathologisch-anatomische Diagnose: Status nach gelungener Harnleitereinpflanzung in das Rectosigmoid. Leichte Pyelonephritis links, Pyonephrose rechts.

Protokollauszug Herta 15. Gewicht 16,5 kg. 12. X. 1933: Blutentnahme. Operation in Äthernarkose. Verlagerung beider Harnleiter in die Vorderwand des Rectums unter Schrägkanalbildung (Operationsbeschreibung s. im 2. Teil). — 25. X. 1933: Das Tier zeigt keinerlei Störungen, hat schon am ersten Tage nach der Operation spontan auf natürliche Weise Urin entleert. — 7. XI. 1933: Rectoskopische Durchtrennung beider Harnleiter und Einlegen von Ureterkathetern.

Es entleert sich sofort klarer Urin. — 15. XI. 1933: Befinden gut. Tier läuft herum, Appetit gut. — 13. XII. 1933: Appetit heute nicht besonders gut, Tier erbricht häufig. Stuhl reichlich, dünnflüssig. — 20. XII. 1933: Blutentnahme. Befinden sehr gut, das Tier ist lebhaft. — 23. XII. 1933: Stuhl heute vorübergehend blutig. — 8. I. 1934: Das Tier ist heute schlaff, erbricht häufig und säuft viel Wasser. — 25. I. 1934: Appetit und Befinden haben sich gebessert. — 2. II. 1934: Befinden gut, Stuhlentleerung zuweilen blutig. — 12. II. 1934: Heute einmaliges Erbrechen nach reichlichem Wassergenuß. Sonst Wohlbefinden. — 23. IV. 1934: Das Tier ist schlapp, zeigt sich still und apathisch, Appetit nicht mehr vorhanden. — 26. IV. 1934: Tier sehr schlapp, trinkt viel Wasser, mit dem Stuhl gehen Schleimfetzen ab, bisweilen Blutbeimengungen. Zunehmende Benommenheit. — 27. IV. 1934: Exitus letalis.

Auszug aus dem Sektionsprotokoll: Beide Harnleitermündungen liegen etwa 15 cm oberhalb des Anus. Sie zeigen gute Einheilung und sind mit einer Sonde bequem durchgängig. Beide Harnleiter sind etwa auf Griffeldicke erweitert und enthalten etwas trüben Urin. Die Ureterwand ist beiderseits narbig verdickt, die Schleimhäute sind beiderseits entzündlich gerötet, ebenfalls die Nierenbecken. Die Nieren zeigen sich von gleicher Größe mit Schwielenbildung geringen Grades auf dem Querschnitt. An den sonstigen Organen kein besonderer Befund.

Klinische und pathologische Diagnose: Status nach beidseitiger Ureterverpflanzung in das Rectum. Beiderseits Pyelonephritis und Ureteritis geringen Grades. Todesursache Urämie.

Ich führe absichtlich diese beiden Tiere mit tödlichem Ausgang bei anfänglichem Wohlbefinden an, weil bei Versuchen an Tieren der Verlauf nach meinen Erfahrungen als charakteristisch angesehen werden muß. Beim Menschen liegen die Verhältnisse wesentlich besser (S. 44).

Der Verlauf der chemischen und physikalisch-chemischen Serumwerte ist bei beiden Hunden bei weitem nicht mehr so gleichmäßig wie in normalem Zustand. Von Zeit zu Zeit sehen wir pathologische Zacken auftreten, die mit dem klinischen Verhalten meistens parallel gehen. Man geht wohl nicht fehl, sie auf kurzdauernde milde Infektionen der Harnwege zurückzuführen. Das Ende der Tiere wird durch große Schlappheit und Apathie eingeleitet. Die Infektion scheint die Niere, schlagartig einsetzend zu blockieren. Das schnelle Aufbiegen der Kurven bei vorherigem normalem Verhalten wird nur so verständlich. Es handelt sich sicher um eine nephrogene Urämie, denn Todesfälle ohne jegliche Infektion der Harnwege werden im Enddarm nicht beobachtet.

Von verschiedenen Seiten wird immer wieder angegeben, daß auch im Enddarm eine gewisse Harnstoffrückresorption stattfindet. Bewiesen ist diese Angabe aber noch nicht. Sie läßt sich auch schwer beweisen. Ich kann jedenfalls mit voller Sicherheit sagen, daß es nach Einleitung der gesamten Urinmenge in den Enddarm nicht zur Einstellung eines anderen Reststickstoffspiegels kommt. Stellt man Durchschnittsberechnungen an, so ist bei so ziemlich allen Tieren kein Unterschied zu bemerken bei Vergleich der Zeiten vor der Ureterverpflanzung mit denen nachher.

Für diese Frage ist die Zusammensetzung des Kloakenharnes von Bedeutung. Einer chemischen Analyse stellt sich dort die Vermischung mit dem Kot entgegen. Es liegen gute Beobachtungen an 2 von *Graser* nach *Maydl* operierten Fällen vor. Sie wurden im physiologischchemischen Institut in Erlangen untersucht. Bei Vergleich der Gesamturinmenge mit der bei normalen Kindern fand man bei den Kloakenträgern täglich eine bedeutend größere Urinmenge. Das spezifische Gewicht betrug 1011—1019. Der Prozentsatz an Stick- und Harnstoff ging um so weiter unter die Norm, je länger der Harn in dem Darm verweilte und je intensiver er mit Kotbestandteilen vermengt war. Bei sehr sauberem Urin war der Harnstoffgehalt normal. Weiterhin bestand eine Abhängigkeit zwischen Alkalescenz bzw. Acidität in dem chemisch zu erwartenden Sinne, daß mit steigendem Säuregrad auch der Gehalt an Harn- und Stickstoff zunahm.

Die Erklärung für diese Vorgänge ist nicht so schwierig. Zunächst ist es keine Frage, daß der nach Ureterverpflanzung mittels Ureterkatheter gewonnene Urin eine normale Zusammensetzung aufweist. Die Durchtrennung sympathischer Fasern von der Blase ändert also die Beschaffenheit des Urins bestimmt nicht. Die beobachteten Veränderungen sind rein sekundärer Natur. Durch die Vermischung mit dem Kot erfolgt eine Adsorption der in Frage kommenden Stoffe. Ein weiterer Stickstoffanteil geht durch die hohen Alkalescenzgrade, welche im Enddarm auftreten, verloren. Ich habe auf der frischen überlebenden Dickdarmschleimhaut Reaktionen von $p_H = 8 — 9$ messen können. Der sauerste Wert betrug 6,94. Damit geht aber ein Teil des Stickstoffgehaltes in Form von gasförmigem Ammoniak verloren, während bei saurer Beschaffenheit der Stickstoff chemisch gebunden bleibt.

Aus den verschiedenen angeführten Gründen halte ich eine Rückresorption harnfähiger Stoffe im Enddarm nicht für bewiesen.

Zusammenfassung.

Die Einleitung der gesamten Urinmenge in den Darm durch Verpflanzung beider Harnleiter ist mit dem Leben nicht vereinbar, wenn die Transplantation oberhalb der Ileocöcalklappe (Magen, Duodenum, oberes Jejunum, unteres Ileum, nach anderen Autoren auch Gallenblase) erfolgt. Nach den klinischen, chemischen und physikalischchemischen Krankheitszeichen gehen Hunde ohne Ausnahme an einer Urämie zugrunde. Wir sehen niemals die Krampfurämie auftreten, sondern ein Bild, welches der echten (asthenischen) Urämie beim Menschen weitgehend gleicht. Die Vergiftung kann rückgängig gemacht werden, wenn man für Ableitung des Harns nach außen (cutane Ureterostomie) rechtzeitig Sorge trägt. Die einseitige Harnleiterverpflanzung in den Darm wird in allen Abschnitten ohne ernsthafte Krankheitszeichen vertragen. In dieser Hinsicht besteht also ein wesentlicher Unterschied gegenüber der Anlegung einer einseitigen Harnleiter-Venenfistel (*Bruecke*), welche gesetzmäßig zum Tode des Tieres führt.

Die Anhäufung harnfähiger Stoffe im Blut steht in einem quantitativen Verhältnis zur Höhe der Einpflanzung. Je längere Darmabschnitte der Harn zu durchlaufen hat, desto höher ist die Anhäufung im Blut bzw. Serum. Man findet jedoch keine quantitative Abhängigkeit zwischen der Höhe der Abweichungen und der Lebensdauer. Bei Verpflanzungen im unteren Ileum sterben die Tiere annähernd in der gleichen Zeit wie bei der Einleitung des Urins in den Magen, ohne daß so hochgradige Werte in den Reststickstofffraktionen und Gefrierpunktserniedrigungen beobachtet werden wie dort. Die Todesursache ist also genau so wenig wie bei der menschlichen Urämie bedingt durch Stoffe der Reststickstofffraktionen. Der Verlauf der Chlorwerte liefert weitere Parallelen. Er sinkt im Serum ab und nimmt im Gesamtblut zu, so daß sich demnach eine Chloranreicherung in den roten Blutkörperchen ergibt; eine Erscheinung, die ebenfalls bei der menschlichen echten Urämie von verschiedenen Seiten erhoben worden ist.

Aus diesen verschiedenen Gründen halte ich es nicht für berechtigt, das nach Verpflanzung beider Harnleiter in obere Magen-Dünndarmabschnitte auftretende Krankheitsbild mit dem Vorgang einer einfachen „Urinrückresorption" erklären zu wollen. Die Dinge liegen komplizierter. Es ist nicht ausgeschlossen, daß ein echter Giftfaktor zunächst zur Blockade der Nieren führt, so daß es erst dadurch zur Anhäufung der harnfähigen Stoffe im Blute kommt.

Bei Verpflanzungen in den Dickdarm treten, sofern die Harnwege frei von Infektionen bleiben, urämische Symptome nicht auf. Von verschiedenen Seiten wird angenommen, daß es trotzdem auch dort zu einer Rückresorption harnfähiger Stoffe kommt. Da der Harn immer nur wenige Stunden im Enddarm verweilt und eine verhältnismäßig kleine Resorptionsfläche zur Verfügung steht, wird das Ausmaß nicht hoch zu veranschlagen sein. Die fortlaufende Untersuchung hat uns gezeigt, daß sich die chemischen und physikalisch-chemischen Blutwerte nicht gesetzmäßig ändern oder auf ein höheres Niveau einstellen. Andererseits lehrt die Erfahrung am Menschen mit jahrelang bestehenden Harnleiter-Darmfisteln, daß Schädigungen irgendwelcher Art nicht aufzutreten brauchen, so daß die unbewiesene Rückresorption als bedeutungslos angesehen werden muß.

Der von der Niere nach Harnleiterverpflanzungen abgesonderte Urin bleibt in seiner Zusammensetzung normal. Die im Kloakenharn aufgedeckten Veränderungen sind sekundärer Natur. Sie entstehen nur durch die Vermischung des Urins mit dem Kot.

Die Darmschleimhaut verhält sich gegenüber der dauernden Urinbenetzung nicht einheitlich. In keinem Falle konnten Entzündungserscheinungen im Magen beobachtet werden. Dagegen sieht man im Duodenum und abwärts bisweilen schwere Enteritiden mit Blutstühlen auftreten. Entzündliche Rötungen großer Teile des Jejunums sind durchaus keine Seltenheit. In allen Darmabschnitten fehlen dagegen beim Hund Geschwürsbildungen. Die auftretenden Durchfälle könnten dem Charakter nach durchaus der Urämie zugeschrieben werden. Man findet sie jedoch auch im Enddarm, wo sie aber stets harmloser und vorübergehender Natur sind.

Aus unseren Versuchen geht in aller Eindeutigkeit hervor, daß beim Menschen nur die Verpflanzung der Harnleiter in das Colon gestattet werden kann. Der damit verbundene Verlust verschiedener operativer Möglichkeiten berührt nicht sonderlich schmerzlich, da hinsichtlich der Infektionsgefahr für Bauchfell und Nierenbecken in den Dünndarmabschnitten kaum günstigere Bedingungen angetroffen werden können als im Dickdarm. Nur Magen und Duodenum bilden eine Ausnahme.

Bei Verpflanzungen in den Dickdarm sollte man sich von rein äußerlichen Zweckmäßigkeitsgründen leiten lassen. Es muß diejenige Verpflanzung als die beste angesehen werden, welche jederzeit eine direkte Besichtigung der Harnleitermündungen zuläßt. Wir werden in einer weiteren Arbeit eine Operationsmethode beschreiben, welche dieser Forderung in hohem Maße gerecht wird.

Literatur.

[1] *Baidin, Alexander*, Z. urol. Chir. **33**, 363—397 (1931). — [2] *Bollinger, A.*, u. *P. N. Walker-Taylor*, J. Bone Surg. **2**, 33 (1932). — [3] *Bruecke, B.*, Wien. klin. Wschr. **1926**, Nr 38. — [4] *Bussa*, Arch. ital. Chir. **11** (1926). — [5] *Coffey, H. C.*, Surg. etc. **45**, 816—819 (1927). — [6] *Coffey, R. C.*, Brit. J. Urol. **3**, 353—428 (1931). — [7] *Dardel*, Arch. urol de la Clin. Necker **69** (1921). — [8] *Feltz* u. *Ritter*, Prag. med. Wschr. **1932**. — [9] *Graser*, Dtsch. Z. Chir. **100**, 126 (1909). — [10] *Häbler* u. *Nötzel*, Biochem. Z. **230**. — [11] *Hartwig* u. *Hessel*, Klin. Wschr. **1927**, Nr 35. — [12] *Hinman, F.*, and *A. Belt*, J. amer. med. Assoc. **79**, Nr 23, 1917—1924 (1922). — [13] *Kehl*, Bruns' Beitr. **128**, 687 (1926). — [14] *Ormond, J.*, J. of Urol. **29**, 15 (1933). — [15] *Papin* u. *Morel*, Physiologie pathologique des operations renales. Paris: Octav Doin et Fils 1914. — [16] *Reimers* u. *Tönnis*, Z. exper. Med. **84**, 765 (1932).

Die „Verlagerung" der Harnleiter in den Darm[1].
(Operationsvorschlag zur Verbesserung der Ergebnisse bei Harnleiter-Darmverbindungen.)

In der vorangehenden Arbeit (siehe S. 3—25) wurde dargelegt, daß für Harnleiterverpflanzungen nur die Benutzung von Dickdarmteilen zulässig ist. Die chirurgische Forschung wird also weiterhin Mittel und Wege suchen müssen, den drohenden Infektionsgefahren für Harnwege und Bauchfell zu begegnen. Wenn wir andererseits hartnäckig an der Vervollkommnung der Uretertransplantation weiter arbeiten, so zwingen uns dazu die zahlreichen, jahrzehntelang schon geheilten Fälle mit vollkommener Kontinenz. Der Vereinigung von Harnleiter und Dickdarm stehen also an sich keine biologischen Grundgesetze entgegen. Die Mißerfolge wird man vielmehr technischen Mängeln zuschreiben müssen, die wir allerdings noch nicht völlig übersehen. Im allgemeinen steht man der chirurgischen Freilegung und Abtrennung des Harnleiters mit Mißtrauen gegenüber. Nervendurchtrennungen und verminderte Blutversorgung sollen der Harnaustreibung aus dem Harnleiter verhängnisvoll werden. Auf diesen Fragekomplex mußten wir eingehen, da die Deutung der Folgezustände nur all zu oft an fundamentalen physiologischen Erkenntnissen vorüberging. Darnach konnte erst der eigene Operationsvorschlag beschrieben werden, der technisch anknüpft an die Bedeutung des submukösen Schrägkanals. Er wurde zuerst beschrieben von *Krynski*. *Coffey* war jedoch derjenige, welcher als erster seine biologische Eigenart voll erkannte und propagierte. Es ist klar, daß unsere eigene Operation herausgewachsen ist aus dem unablässigen Probieren mit bekannten und unbekannten Möglichkeiten. Meine Erfahrungen erstrecken sich bisher auf nahezu 200 Harnleiterverpflanzungen im Hundeversuch. Am lebenden Menschen selbst konnte ich bisher nur durch Studium des Schrifttums meine Kenntnisse erweitern und die im Tierexperiment gemachten Erfahrungen vertiefen. Dabei ist mir aufgefallen, daß die einschlägigen Lehrbücher diesem Gegenstand entweder gar keine oder nur unzureichende Beachtung geschenkt haben. Das war für mich der

---

[1] Ausgeführt mit Unterstützung der Gesellschaft zur Förderung der deutschen Wissenschaft, Würzburg.

Grund, den eigenen Beobachtungen wichtige Erfahrungen am Menschen als Abschluß hinzuzufügen.

Der Einfluß der operativen Harnleiterauslösung auf Funktion und Blutversorgung.

Nach einer erfolgreichen Harnleiterverpflanzung macht man nicht gerade selten die Beobachtung, daß nach Ablauf einiger Zeit sich ein Hydroureter entwickelt hat. Der Grad der Erweiterung wechselt. Bei ausgeprägten Hydronephrosen findet man immer eine hochgradige Stenose am Harnleiterende. Hier liegt der Entstehungsmechanismus klar zutage. Es ist aber keine Frage, daß sich in vielen Fällen, man kann eigentlich sagen immer, eine geringfügige Erweiterung des Harnleiterrohres einstellt, obwohl die Durchgängigkeit vollständig gewährleistet ist. Es ist deshalb nie stumm geworden um jene Ansichten, daß mit der Auslösung und Abtrennung des Harnleiters wichtige Nervenverbindungen gestört werden, die seine Funktion entscheidend schädigen (*Samarin* u. a.). Nach den vorhandenen experimentellen Untersuchungen muß jedoch dieser Erklärungsversuch abgelehnt werden. Es fällt nicht schwer eine große Zahl von Tierversuchen anzuführen, um die Bedeutungslosigkeit der an den Harnleiter herantretenden sympathischen Fasern für die Ureterdynamik zu beweisen. Besonders bemerkenswert erscheinen mir jedoch die Versuche von *Wharton*. Er gibt in sehr schönen Abbildungen nicht nur einen Begriff von dem dichten Nervengeflecht, welches an den Harnleiter in seinem Verlaufe herantritt, sondern zeigt, daß man sie alle durchtrennen kann, ohne daß in dem peristaltischen Spiel eine Veränderung zu erkennen ist. *Wharton* und Mitarbeiter haben diese Operation, was für die Chirurgen des Festlandes etwas merkwürdig anmutet, an mehreren Kranken zur Beseitigung von Schmerzzuständen am Harnleiter angewendet. Die Nachuntersuchung ergab keine Erweiterung der ableitenden Harnwege und Beseitigung der Schmerzzustände. Es scheint also, daß die Nervenbahnen der Schmerzempfindung dienen und nichts mit der eigentlichen Dynamik des Ureters zu tun haben. Unsere eigenen Beobachtungen am Hund liegen in der gleichen Richtung. Man kann den Harnleiter in ganzer Länge auslösen, ohne daß die rhythmische Urinaustreibung durch eintretende Atonie oder Änderung der Peristaltik Schaden leidet.

Über die ursächlichen Momente der Harnleiterbewegungen ist bisher eine einheitliche Anschauung noch nicht erzielt worden. Es kann keine Frage sein, daß der Ureter in ausgezeichnetem Maße Automatie besitzt. So prüfte z. B. *Boulet* die Peristaltik an dem ausgeschnittenen Ureterstück eines Hingerichteten und konnte auf einfache Reize peristaltische Wellen erzeugen. Ähnliche Beobachtungen liegen vor von *Binet*, *Rothmann* u. a. Selbst ein isolierter Längsstreifen aus dem Harnleiter kontrahiert sich noch (*Binet*). Der Sitz dieser Automatie wird von einigen Autoren (*Quinby*) in die Muskelzellen selbst verlegt, während

Hryntschak, Blatt, Andler, R. Maier, Haebler, Raffo wahrscheinlich machen, daß ein Ganglienzellapparat, welcher periureteral und juxtamural liegt, für die Ureterbewegung Bedeutung besitzt. Um gesetzmäßig eine Atonie von Nierenbecken und Harnleiter zu erzeugen, genügt es nicht, die Ureteradventitia zu entfernen oder mit Isophenol chemisch zu zerstören, sondern auch der Nierenstiel muß von sympathischen Fasern peinlich gesäubert werden. Erst dann entwickelt sich eine Atonie. (Eine eingehende Darstellung dieser Frage mit Schriftennachweis gibt *Andler*.)

Diese wenigen Angaben mögen genügen, um zu zeigen, daß die sooft angeführten Nervenschädigungen zur Erklärung der nach Harnleiterverpflanzungen auftretenden Zustände nicht herangezogen werden dürfen. Es bleibt dabei unbestritten, daß Reflexbeziehungen zwischen Blase, Nierenfunktion, Harnaustreibung im Ureter usw. vorhanden sind. Diese Reflexe benutzen aber andere Nervenwege und werden durch die Auslösung und quere Abtrennung des Harnleiters nicht gestört. In diesem Zusammenhange erscheinen mir die Versuche von *Boeminghaus* bemerkenswert, welcher im Hundeversuch bei gefüllter Blase eine Abnahme der Nierensekretion feststellen konnte und diese Beziehungen in gleicher Weise beobachtete nach Durchtrennung des Harnleiters und Ableitung des Urins durch cutane Fisteln.

Es bleibt um so unklarer, daß es bei Fehlen jeglicher Enge an der neugebildeten Uretermündung zu einer mehr oder minder geringen Erweiterung der oberen Harnwege kommen kann. Wir sind der Meinung, daß trotzdem mechanische Momente dafür verantwortlich zu machen sind; denn die Untersuchung der Harnleiterwand ergibt immer eine Hypertrophie der gesamten Wandung mit Zunahme der muskulären Anteile: Darin sehen wir den Ausdruck einer vermehrten Arbeitsleistung. Es müssen also irgendwo nach Bildung eines submukösen Schrägkanals Schwierigkeiten für die Urinaustreibung auftreten, die zwar nicht grob mechanischer Natur sind. Es ist natürlich naheliegend die Ursache im Einpflanzungsgebiet selbst zu suchen. Hier liefert die Gewebsuntersuchung des Schrägkanals ausreichende Hinweise; denn auch nach Abklingen aller entzündlichen Anfangsreaktionen bleibt ein Narbenmantel zurück, so daß sich der intramurale Harnleiterabschnitt funktionell untätig verhält. Die geordnete Ureterperistaltik hat also dadurch eine vermehrte Arbeit zu leisten, daß sie die Urinspindel am Ende durch ein 2—3 cm langes dünnes Rohr zu treiben hat. Wir finden also ganz ähnliche Zustände und Erklärungen wie sie *Israel* bei Neueinpflanzungen der Harnleiter in die Blase gegeben hat.

Ähnliche Bedenken bestehen bei weitgehender Aushülsung des Ureters wegen ausreichender Blutversorgung. Schon früher habe ich ausgeführt, daß ich bei Verpflanzungen in den Magen gezwungen war, beide Harnleiter bis zur Mitte des Nierenbeckens frei zu legen. Ernährungsstörungen traten nicht auf. Für die Blutversorgung des Harnleiters sind nicht nur die bekannten Quellgebiete (Arteria renalis, A. spermatica, A. haemoidales media, A. hypogastrica, A. uterina, A. vesicales superior oder inferior) von Bedeutung, sondern vor allen Dingen auch die ausgedehnten Anastomosen innerhalb des Ureterverlaufes selbst. Ein Maschenwerk liegt außerhalb der Adventitia, das zweite findet man in der Ureteradventitia selbst und schließlich gehen noch A. perf. von diesem Geflecht zu einem dritten, welches innerhalb der Muskulatur des Ureters gelegen ist (*Frommolt*). Also ein verzweigtes Anastomosennetz, das die große Unempfindlichkeit des Harnleiters gegenüber operativer Aushülsung begreiflich macht.

Bei der Verpflanzung in den Darm kommt ein neues Moment hinzu. Sobald man den Ureter quer abtrennt, ist das distale Ende sicherlich in seiner Ernährung am meisten gefährdet. Wird es in den stark keimhaltigen Dickdarm hineingezogen, so entwickelt sich dort eine Entzündung und nun sehen wir, daß die Blutversorgung eben nicht ausreicht und der hineinragende Stumpf nekrotisch wird. Diese Vorgänge sind für das Problem der Uretertransplantation von entscheidender Bedeutung. Hier sitzt nicht nur die Quelle für die ascendierende Niereninfektion, sondern auch für die Entwicklung der Nahtinsuffizienz und Peritonitis. Rektoskopisch und an unseren Sektionspräparaten war regelmäßig zu beobachten, daß der Ureterstumpf so weit nekrotisch wird, wie er aus der Schleimhaut herausragt. Im günstigsten Falle macht die Nekrose 1—2 mm vorher Halt. Dann entwickelt sich als Endzustand ein harter, papillenartiger Knopf, welcher eine stenosierende Funktion ausübt[1].

Meistens ist der Verlauf derart, daß sich zunächst eine hochgradige Schwellung und Entzündung entwickelt mit zunehmender Nekrose der gesamten Ureterwand. Die Harnleiteröffnung wird völlig verschlossen und wir konnten oft beobachten, daß sich im weiteren Verlauf zunächst eine Fistel bildete an der Grenze zwischen Darmschleimhaut und nekrotischer Ureterwand, während die völlige Abstoßung des toten Gewebes noch einige Zeit auf sich warten ließ, wenn nicht überhaupt in der Zwischenzeit die Harnaufstauung mit dem hochgradig infektiösen Verschlußpfropf am Ende zur Entwicklung einer Pyonephrose und dadurch zum Tode des Tieres geführt hatte. Nur das frühzeitige Einlegen von Ureterkathetern kann diese gefährliche Situation verhindern. Wenn sich die Nekrose dicht an der Darmschleimhaut abstößt, so bekommt man als Endzustand einen sehr schönen, schrägen Schlitz,

---

[1] Es ist gänzlich unverständlich, daß *Eckels* aus Hundeversuchen die Vorschrift ableitet, das Ende des Harnleiters solle in das Darmlumen hineinragen; dadurch würde die Stenosenbildung weniger begünstigt. Ich habe bei der großen Zahl meiner Sektionen nicht einen einzigen Fall aufzuweisen, wo dieses hineinragende Ende lebensfähig erhalten geblieben wäre.

der dem natürlichen Uretereintritt in die Blase gleicht. Einen derartig glücklichen Endzustand bildet übrigens *Coffey* ab, ohne auf die besonderen entzündlichen Vorgänge am Ureterstumpf einzugehen. Er scheint dieses Bild als Regelzustand ins Feld führen zu wollen, eine Beobachtung, die ich nicht bestätigen kann.

Im unglücklichsten Falle greift nun die Ureternekrose weiter über auch auf den Harnleiterteil, welcher im Schrägkanal liegt. Nun kommt es hier zur Infektion, die Nähte schneiden durch und als physiologisches Moment fügt sich die Längenverkürzung des Ureters durch Kontraktion hinzu mit der Neigung sich aus der Wunde herauszuziehen. Diesen Umständen ist es zuzuschreiben, daß sich so oft die gefürchtete, beim Hund fast immer tödlich verlaufende Peritonitis entwickelt. Nur in 2 Fällen sah ich den glücklichen Ausgang in eine transabdominale Fistel. Ich wäre in der Lage, diese Vorgänge mit histologischen Präparaten zu belegen, muß es mir in diesem Rahmen aber versagen. Jedenfalls muß betont werden, daß die alleinige Eröffnung des bakterienhaltigen Darmes bei streng aseptischem Arbeiten noch lange nicht in so vielen Fällen zur Peritonitis führen würde, wie es bei der Harnleiterverpflanzung der Fall ist. Auch die so oft beobachtete Nahtinsuffizienz wird kaum verständlich, wenn man sich klar macht, welche kleine Öffnung im Darm angebracht wird. Kein Chirurg würde eine zufällige Verletzung des Dickdarmes von gleicher Größe bei anderen Operationen ernsthaft für gefährlich halten. *Smitten* sagt mit *Recht:* „Das Auseinandergehen der Nähte konnten hervorragende Chirurgen feststellen, bei denen von einer ungenügenden operativen Technik nicht die Rede sein kann." Die Hauptursache für das Auftreten der Bauchfellentzündung nach Ureterverpflanzung ist eben das besondere Verhalten am distalen Ureterende.

Bei der Durcharbeitung einer eigenen Operation hatte ich zu klären, inwieweit ein lediglich in das Darmlumen *verlagerter Ureter* der Nekrose verfällt. Bei einem derartigen Vorgehen würde höchstens der Blutzustrom aus dem Beckenanteil bei der Auslösung unterbunden werden. Da aber der Zusammenhang des Harnleiters von der Niere bis zur Blase erhalten bleibt, mußte stets eine genügende Ernährung gewährleistet sein. Tatsächlich liegen die Dinge etwas anders. In allen Fällen entwickeln sich soweit der Harnleiter im Darm gelegen ist, in der Umgebung oberflächliche Nekrosen. Man findet jedoch niemals ein Übergreifen der nekrotisierenden Entzündung auf die Muskel- und Schleimhautschicht des Ureters, wenn man sich darauf beschränkt ein Stück von $1/2$ bis höchstens 1 cm Länge zu verlagern. Wählt man längere Harnleiterabschnitte, etwa 3 cm, so erleiden sie dasselbe Schicksal wie der quer abgetrennte, hineinragende Ureterstumpf. Er verfällt in seinen gesamten Schichten der Nekrose. Der Gewebstod greift regelmäßig auf den submukösen Schrägkanal über. Eine tödliche Peritonitis ist die zwangsläufige Folge. Man mag daraus erkennen, wie wichtig für die Ernährung des Harnleiters die Einbettung in eine lebenstüchtige Umgebung ist. In diesem Zusammenhang wird auch verständlich, daß *Coffey* mit seiner 3. Methode keine Bauchfellentzündungen am Tier beobachtete. Bekanntlich wird der Ureterstumpf dabei lediglich submukös verlagert, während eine Naht, welche Ureter und Schleimhautwand umgreift, in einigen Tagen automatisch die Eröffnung des Harnleiters in den Darm bewerkstelligt. Ich habe mich allerdings mit dieser Methode nicht befreunden können, da man die Uretereröffnung nicht in der Hand hat und der nekrotische Pfropf eine aufsteigende Infektion begünstigt.

Das Studium der Einheilungsvorgänge war es jedoch, welches uns zu einer eigenen Operation führte, die wir als „Verlagerungsmethode" bezeichnen wollen. Sie vermeidet die Ureternekrose bis vollständige Einheilung sich vollzogen hat.

Beschreibung der „Verlagerungsmethode".

Prinzip: Beide Harnleiter werden auf kurzer Strecke ausgelöst und unter Bildung eines Schrägkanals derart in den Enddarm verlagert, daß die funktionelle Einheit des Nieren-Harnleiter-Blasensystems gewahrt bleibt bis die Einheilung sich vollzogen hat. Die Durchtrennung und Eröffnung der Ureteren nach dem Darm zu erfolgt in einer zweiten Sitzung vom natürlichen After aus.

Gang der Operation: Den Zugang wird man je nach Erkrankungsart (Ektopia vesicae) verschieden wählen. Wir haben immer durch Medianschnitt im Unterbauch vom Nabel bis zur Symphyse die Bauchdecken durchtrennt und das Bauchfell eröffnet. Nach Abstopfen der Dünndarmschlingen wird der Blasenscheitel mit einer dicken Naht gefaßt, über die Symphyse nach außen vorgezogen und in ein feuchtes Tuch gehüllt. Durch diese Maßnahme erreicht man eine Anspannung der Harnleiter bei ihrer Blaseneinmündung. Dann wird der Ureter von der Blasenmündung nach aufwärts soweit ausgelöst, daß eine mühelose Verlagerung nach medial ohne Abknickung des Ureters möglich ist. An welchem Punkt man mit dieser Freilegung beginnt, ist gleichgültig. Man vermeide es, den Harnleiter mit der Pinzette zu berühren, sondern spanne sich ihn mit Hilfe eines Wäschebandzügels leicht an. Beim Hund habe ich stets ein etwa 1 cm breites Stück Peritoneum mit dem Ureter in Zusammenhang gelassen. (*Ssizemsky* hat etwas Ähnliches gedacht.) Bei einer Leichenoperation mußte ich mich allerdings davon überzeugen, daß beim Menschen die Beziehungen zwischen Harnleiter und Peritoneum nicht immer so eng sind wie beim Hund. Der Peritonealstreifen ging jedenfalls zu Verlust. *Breitmann* hat vorgeschlagen den Ureter in das Peritonealblatt einzuscheiden. Zufällig habe ich den Versuch vor einem Vierteljahr einmal gemacht. Bei der Obduktion waren jedoch Bauchfell und Harnleiterwand zu einem starren, schwieligen, einheitlichen Blatt verwachsen, so daß ich mir zunächst von dieser Maßnahme nicht viel verspreche. Die Mitnahme des Bauchfellblattes bietet lediglich den Vorteil, daß man den Ureter durch Naht in Situation halten kann, ohne die Harnleiterwand selbst fassen zu müssen, was ich stets vermieden habe. Für die Funktion ist weitaus wichtiger, möglichst viel des umgebenden Fettgewebes mitzunehmen. Die histologischen Untersuchungen des Schrägkanals haben mir gezeigt, daß sich diese Fettschicht auch im Schrägkanal erhält und ein weiches Polster um den Harnleiter bildet.

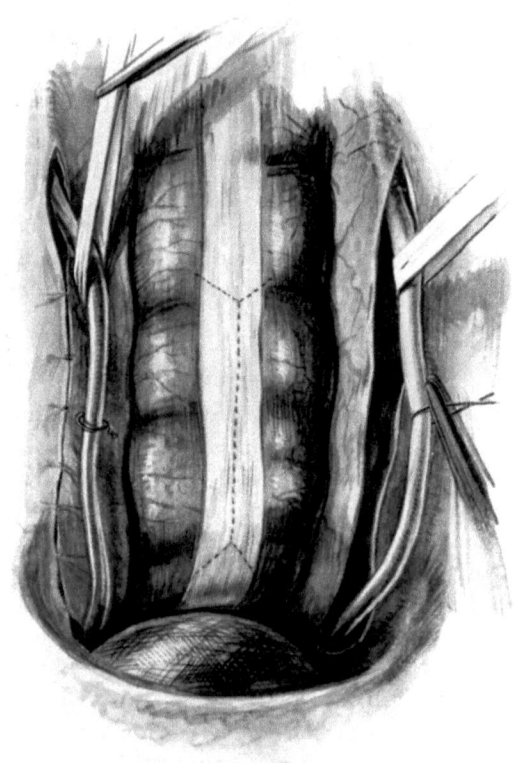

Abb. 1. *Verlagerung beider Harnleiter in den Dickdarm. I.* Beide Harnleiter sind ausgelöst und werden an einem Wäscheband gehalten. Um den rechten Ureter ist das Anlegen des Drahtringes beendet. Der Bauchfellschlitz ist mit Knopfnähten verschlossen. Am linken Harnleiter wird die Drahtschlinge gerade über die angelegte Halteklemme verdreht. Die Schnittführung zur Bereitung des submukösen Schrägkanals ist punktiert angedeutet.

Nach Auslösung beider Harnleiter wird um jeden eine Drahtschlinge gedreht, welche einer kommenden Schwellung Raum genug bietet und doch nicht zu groß ist, um im Darm Reizerscheinungen zu verursachen. Das läßt sich zuverlässig erreichen, wenn man einen Kupferdraht von 0,3 mm Dicke zunächst als U-förmige Spange umlegt. Dann wird eine übliche stumpfe Gefäßklemme so angelegt, daß sie mit ihren Backen der Ureterwand direkt anliegt, während die herausragenden Drahtenden miteinander verdreht werden. Der im parietalen Peritoneum entstandene Schlitz wird mit Knopfnähten geschlossen. Damit ist der erste Akt der Operation beendet. Die einzelnen Situationen sind in Abb. 1 festgehalten.

"Verlagerung" der Harnleiter in den Darm.

Nach Abstopfung des *Douglas*schen Raumes wird sorgfältig abgedeckt. Nur das Rectum mit den beiden ausgelösten Harnleitern darf sichtbar bleiben. Möglichst tief unterhalb des Promotoriums werden dann die Muskelschichten des Dickdarms gespalten, bis sich die Schleimhaut vordrängt. Der Schnitt wird oben und unten aufgegabelt, wie aus Abb. 1 und 2 zu erkennen ist. Um weit genug analwärts zu kommen,

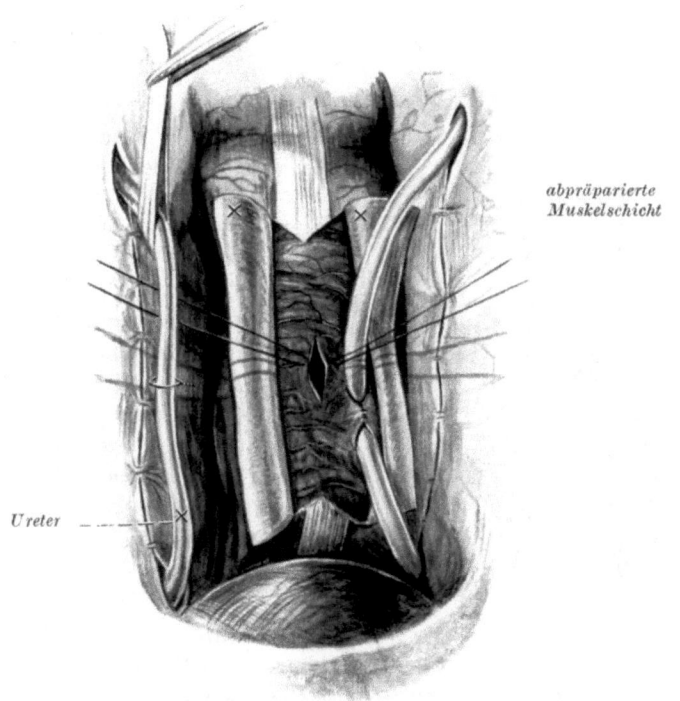

Abb. 2. *Verlagerung beider Harnleiter in den Dickdarm. II.* Die Muscularis-Serosaschicht ist nach beiden Seiten weit abpräpariert. Der linke Harnleiter ist auf kurzer Strecke mit Ring bereits in den Darm versenkt. Rechts ist gezeigt, wie mit 2 Haltefäden die Schleimhaut angehoben und dazwischen das Loch in den Darm angelegt wird. Der Operateur hätte jetzt den Drahtring mit einer anatomischen Pinzette zu fassen und in die Darmöffnung zu halten, während der Assistent den Faden darüber verknüpft.

zieht man sich den Darm am besten mit einem Zügel nach oben. Beim Rückfallen von Blase und Darm liegen die unteren Harnleiterstücke dann ohne Spannung im Becken. Die Muscularisschicht muß so weit unterminiert und abpräpariert werden, daß nach Verlagerung keine Kompression auf den Ureter ausgeübt wird. Ist man im Zweifel, so kann man während der Operation die Einpassung ausprobieren. Nichtbeachtung dieser Vorschrift kann zu Urinentleerungsschwierigkeiten führen.

Die Präparation der Darmmuskelschicht ist zweifelsohne der mühsamste und zeitraubendste Akt. Man schneidet häufig kleine Venen an, welche gefaßt und unterbunden werden müssen, da sie nachhaltig bluten und die Sicht stören. Das angelegte Wundbett muß eine Länge von etwa 5 cm haben. Die Eröffnung des Darmes erfolgt nicht im untersten Wundwinkel, sondern etwa 1 cm oberhalb, damit nierenwärts ein Schrägkanal von 4 cm Länge und blasenwärts einer von 1 cm entsteht. Da beide Harnleiter in ein gemeinsames Bett geleitet werden, muß man es vermeiden, die Darmeröffnung für beide Ureteren in gleicher Höhe anzulegen, da dann eine Schleimhautbrücke mit mangelnder Gefäßversorgung entstehen könnte. Die Eröffnung des Darmes hat folgendermaßen zu geschehen. Es werden 2 Catguthaltefäden angelegt und die Schleimhautschicht damit hochgezogen. Zwischen den beiden Fäden wird dann eine Öffnung von $1/2$ cm in Längsrichtung zum Darmlumen angelegt. Der Operateur faßt nun die Drahtschlinge um den Ureter mit einer anatomischen Pinzette und bringt sie in das Darmlumen hinein, während der Assistent die Haltefäden darüber verknotet. Es ist darauf zu achten, daß der Darmschlitz, aus dem jetzt der Harnleiter ein- und austritt, nicht zu eng ist. Eher darf er etwas zu weit sein. Bei zu großer Öffnung kann noch eine 2. Catgutnaht gelegt werden. Die Ureterwand wird niemals gefaßt. Die einzelnen Phasen sind in Abb. 2 wiedergegeben. Die Verlagerung in den Darm erfordert klare Überlegung und streng aseptisches Arbeiten, bietet technisch aber an sich keine Schwierigkeiten.

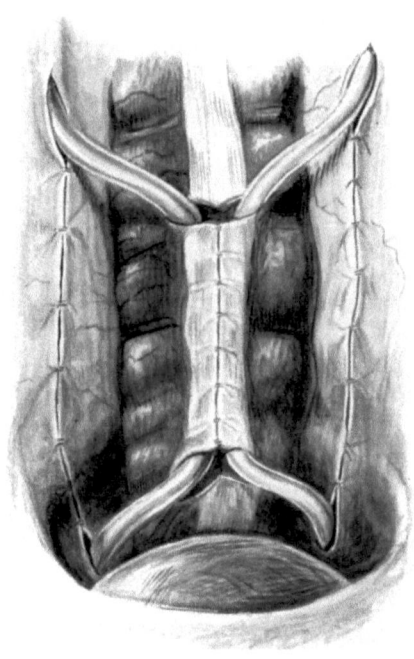

Abb. 3. *Verlagerung beider Harnleiter in das Rectum III.* Beide Harnleiter sind bereits in den Darm eingebracht, die Muscularis-Serosaschicht ist darüber vernäht. Es entsteht dann sowohl nieren- wie blasenwärts ein submuköser Schrägkanal. Die Ein- und Austrittsöffnungen lassen den Harnleitern weiten Spielraum.

Nach diesem Akt wird die Muskelschicht durch Knopfnähte über die verlagerten Harnleiter vernäht. Es entsteht dann als Endzustand das in Abb. 3 wiedergegebene Bild. Sowohl oben wie unten muß dem

Ureteraustritt aus der Muskelschicht viel Spielraum gegeben werden. Daher war die Aufgabelung des Schnittes notwendig. Über die Muskelnaht habe ich meistens eine entspannende Lembertnaht mit Erfolg darüber legen können. Werden die Harnleiter in ein gemeinsames Bett verlagert, so braucht man eine Darmstenose nicht zu befürchten.

Damit wäre die Operation beendet. Man verwende aber noch einige Minuten darauf, nach Entfernung aller Abstopftücher das peristaltische Spiel von Ureter und Dickdarm zu beobachten, eventuell unter Anreiz durch heiße Kochsalzlösung. Bisweilen kann man dann beobachten, daß der Harnleiter durch die Darmbewegungen ungünstige Lageveränderungen durchmacht. Durch einige Situationsnähte läßt sich das leicht beseitigen. Nun kann die Bauchhöhle geschlossen werden. Der Sphincter wird leicht gedehnt und ein kurzes Stopfrohr eingelegt.

Klinisches Verhalten nach der Harnleiterverlagerung in den Darm.

Während nach der *Coffey*schen Operation schon der 1. Tag aufregende Zwischenfälle bringen kann, sehen wir bei der Verlagerungsmethode keine besonderen Störungen. Urin wird spätestens am 2. Tage spontan (auf natürlichem Wege) entleert. Das beste Zeichen, die Freßlust, stellt sich rasch wieder ein. Die Stuhlentleerung kann anfangs Schwierigkeiten bereiten. Ich habe viel probiert über die Zweckmäßigkeit von Stopfung des Stuhles durch Opium oder Flüssighaltung durch frühzeitig gegebene Abführmittel. Ich vermag nicht anzugeben, was besser ist. Es geht jedenfalls auf beiden Wegen. Eine besondere Diät haben wir nie eingehalten.

Von besonderem Interesse ist das Verhalten der physikalisch-chemischen Blutwerte. Man sollte meinen, daß es wenigstens in der ersten Zeit zu Schwellungen des Harnleiters und damit zu intermittierenden Hydronephrosen kommen würde. In der Urinentleerung sind sie nicht erkennbar. Aber auch die Blutwerte zeigen, daß es nicht zu gefährlichen Urinaufstauungen kommt. Die genaueren experimentellen Daten sind in Abb. 5 mitgeteilt. Der nahezu konstante Verlauf erstreckt sich über 120 Tage. Es handelt sich hierbei natürlich um einen Versuch über mögliche Spätschäden. Ich habe zur Zeit noch ein Tier in Beobachtung, welches seit mehr als $^1/_2$ Jahr mit verlagerten, nicht durchtrennten Harnleitern ohne Beschwerden wie ein völlig normaler Hund herumläuft. Im allgemeinen haben wir bis zur Harnleiterdurchtrennung nur 2—3 Wochen gewartet.

Auch die Drahtschlinge im Darm hat bei Beobachtungszeiten bis zu $^1/_2$ Jahr niemals Schädigungen gesetzt.

Die Durchtrennung der Harnleiter.

Obwohl die verlagerten Harnleiter bereits nach 4—5 Tagen genügend in die neue Umgebung eingeheilt sind, ist es notwendig, mehrere Wochen zu warten. Es ist der große Vorteil unseres operativen Vorgehens, daß man den Zeitpunkt der Harnleitereröffnung nach eigenem Ermessen wählen kann. Der Entschluß wird geleitet von der Beurteilung des Gesamtzustandes und den besonderen postoperativen Umständen. Weiterhin muß man berücksichtigen, daß im Schrägkanalbereich Entzündungs- und Wundheilungsvorgänge am Werke sind. Sie verursachen Störungen in der Peristaltik, setzen eine gewisse Starrheit der Wand, welche abgewartet werden muß. Ich habe deshalb die Harnleiterdurchtrennung niemals vor Ablauf von 14 Tagen vorgenommen.

Um die Durchschneidung der Ureteren zu bewerkstelligen, wird ein Rektoskop eingeführt und eine der Drahtschlingen im Darm aufgesucht.

Die Auffindung ist meistens nicht besonders schwierig. Einiges Geschick und etwas Geduld muß man allerdings aufbringen. Beim Hund findet man die Drahtschlingen meistens in 12—15 cm Höhe. Dabei geschah die Verlagerung in Höhe des Promontoriums. Beim Menschen (Leichenoperation) habe ich 20 cm gemessen. Nach *Waldeyer* beträgt der Abstand des Promotoriums von der Aftermündung im Durchschnitt 18 cm. Hält man sich genau an unsere Vorschriften (Höhe des Promontoriums oder unterhalb) was technisch durchführbar ist, so kann man die Drahtschlingen mit Sicherheit erreichen. Ist der Draht eingestellt, so faßt man ihn mit der gut isolierten Hakensonde (s. e in Abb. 4). Auf zuverlässige Isolation ist zu achten, da es sonst bei Kontaktschluß mit dem Rektoskop zu schweren Verbrennungen im Bereich des Darmes kommt. Außerdem kann man den Ureter nicht durchtrennen. Die so gefaßte Drahtschlinge wird nun gegen das Lumen gezogen und unter Einschaltung des Hochfrequenzstromes in kurzer Zeit durchschnitten. Dieser Vorgang kann während der Brenndauer Schmerzen verursachen. Wegen der wenigen Sekunden haben wir niemals Narkose notwendig gehabt. Der gesamte Eröffnungsakt geschah nur unter Pantoponwirkung. Mit dem Moment der Durchtrennung geht die Sicht verloren. Man stellt sich den durchtrennten Harnleiter erneut ein und wird beobachten müssen, daß sich die Stümpfe um etwa $1/2$ cm auseinandergezogen haben. Es tritt also wieder die Verkürzungsneigung des Harnleiters in Erscheinung, die uns hier sehr willkommen ist. Während man das vesicale Ureterlumen nie zu Gesicht bekommt, läßt sich das renale durchwegs gut einstellen. Rhythmischer Urinabgang ist jetzt schon oft zu beobachten. Nun wird mittels eines scherenförmigen Instrumentes (s. c in Abb. 4) die Harnleiteröffnung in Achsenrichtung auf kurzer Strecke gespalten. Ich halte diese Spaltung für erforderlich, um Narbenringstenosen nicht zur Entwicklung kommen zu lassen. Da es auch nach guter Einheilung zu Schwellungen und Randnekrosen an der Harnleiteröffnung kommt, ist es notwendig, Ureterkatheter einzulegen. Für

"Verlagerung" der Harnleiter in den Darm.

die Gefahr der Niereninfektion ist nichts verhängnisvoller als die Urinaufstauung im Nierenbecken-Uretersystem. Es müssen möglichst dicke Ureterkatheter von mindestens 10—12 Ch. in Anwendung kommen. Die Katheteröffnung soll nicht seitlich, sondern zentral liegen. Die Einführung geschieht mit einem Mandrin, welches sowohl den Katheter streckt als auch die Einführung erleichtert, da es die zentrale Katheteröffnung als runden Knopf überragt (s. *a* in Abb. 4). Das Rohr wird

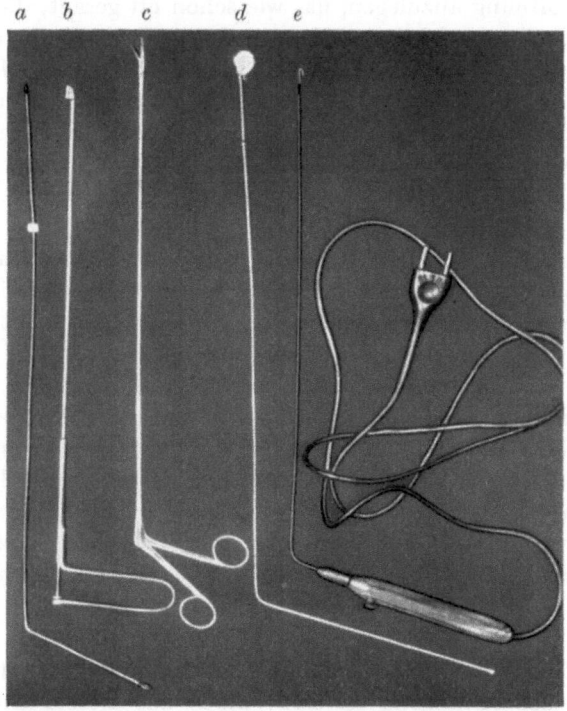

Abb. 4. Instrumentarium zur rectoskopischen Durchtrennung der in den Darm verlagerten Harnleiter. *a* = Ureterkatheter mit Markierungsring auf einer Führungssonde; *b* = Faß- und Haltezange für den Ureterkatheter; *c* = Schere; *d* = Tupferhalter mit Tupfer; *e* = isolierte Hakensonde mit Griff und Zuleitung zum Diathermieapparat.

etwa 10 cm weit eingeführt. Die Höhe habe ich mir am Katheter durch einen Heftpflasterring von genügender Dicke markiert. Dadurch wird auch ein weiteres Hinaufdringen des Katheters verhindert. Dann wird das Mandrin entfernt. Das gelingt nur unter Halten des Ureterkatheters an der Harnleitermündung. Ich habe dazu ein besonderes Instrument benutzt, welches Abb. 4b zeigt. Etwas schwierig ist die Herausnahme des Rektoskopes, da dabei der Ureterkatheter wieder herausgerissen werden kann. Die Fixation geschieht lediglich mittels einer Seidennaht am Anus.

Man kann natürlich in einer Sitzung sofort beide Harnleiter eröffnen. Ich halte es jedoch für richtiger, erst eine Seite zu durchtrennen und abzuwarten, wie es mit der Funktion dieser Nierenseite wird. Sollte es in einem Falle wirklich nicht gelingen, den Harnleiter mittels des Ureterkatheters offen zu halten, so würde ich den Vorschlag von *Hinman* empfehlen und die entlastende Nephrostomie ausführen. Ich habe es nie nötig gehabt, würde bei Menschen aber keinen Moment zögern, die Öffnung anzulegen, da, wie schon oft gesagt, die Nierenaufstauung mit dem infektiösen Verschlußpfropf am Ende die größten Infektionsaussichten bietet. Ist man sicher, daß die Gefahr für die eine Niere gut vorübergegangen ist, so erfolgt in gleicher Weise die Eröffnung der anderen Seite. Auch nach der Ureterdurchtrennung habe ich eine leichte Dehnung des Sphincters vorgenommen. Das Tiefertreten von Kot wurde für 3—4 Tage durch Opium verhindert. Harnantiseptika wie Urotropin habe ich nie gegeben.

Man wird sich Gedanken machen, was aus der vesical gelegenen Harnleiteröffnung wird. Ich habe anfangs geglaubt, daß sie in irgendeiner Weise geschlossen werden müsse. Es ist jedoch nicht notwendig. Man kann auch gar nicht herankommen. Durch die im Augenblick der Durchtrennung auftretende Längenverkürzung des Harnleiters zieht sich das distale Ende etwas in den unteren Schrägkanal hinein und verschließt sich im Laufe der nächsten Tage von selbst. Ich habe schon nach 4 Tagen vollständigen Abschluß, der nicht mit der Sonde zu überwinden war, gesehen. Nicht in einem einzigen Falle war Kot im Harnleiterstumpf oder in der Harnblase nachweisbar, Entzündungserscheinungen im Sinne der Ureteritis und Cystitis kommen nicht vor.

Störungen im postoperativen Verlauf.

In der beschriebenen Weise haben wir 32 Hunde operiert und keinen Hund an einer Peritonitis verloren. Auch aus diesem Umstand geht hervor, welche Bedeutung die Ureternekrose (s. S. 29—31) für die Entwicklung der Peritonitis nach Ureterverpflanzung besitzt. Leider sind die Ergebnisse hinsichtlich der Niereninfektion nicht günstiger geworden als bei der Transplantation nach *Coffey*. Doch gilt diese Feststellung nur für den Hund. Man wird beim Menschen nach aller Erfahrung besseres erwarten dürfen. Die meistens schwer eitrige Niereninfektion tritt innerhalb der ersten 8 Tage in Erscheinung und führt fast regelmäßig zum Tode auch bei nur einseitiger Erkrankung. Nach den Obduktionsbefunden möchte ich schließen, daß es sich in diesen ersten Tagen meistens um eine echte, aufsteigende Infektion handelt. Vor allen Dingen bei den ersten Hunden, wo wir noch keinen Ureterkatheter einlegten, trat es deutlich in Erscheinung. Nierenbecken und Harnleiter waren erweitert, mit Urin und Eiter prall angefüllt, während die Schleimhäute meistens noch zart waren und nur geringe Entzündungserscheinungen erkennen ließen. Histologisch findet man jedoch auch die Lymphgefäße mitbefallen. Inwieweit die lymphogene Infektion eine Rolle spielt, wird sich immer schwer entscheiden lassen. Es ist hier nicht der Ort, auf das sehr umfangreiche Schrifttum über die verschiedenen Infektionswege einzugehen. Ich möchte in dieser Angelegenheit auf die ausführliche Arbeit von W. *Carson* hinweisen. Perinephritiden und Periureteritis, die ich nach der *Coffey*schen Verpflanzung bisweilen gesehen habe, konnte ich bei der Verlagerungsmethode nicht beobachten. Die Hunde, welche die Niereninfektion überwinden, zeigen sich gesund und entleeren in regelmäßigen Abständen reichlich mit Kot vermengten Urin. In der ersten Zeit kann man bisweilen Blutbeimengung beobachten, welche jedoch harmlos ist und wieder verschwindet. Auch in späterer Zeit können die Tiere noch an einer aufsteigenden

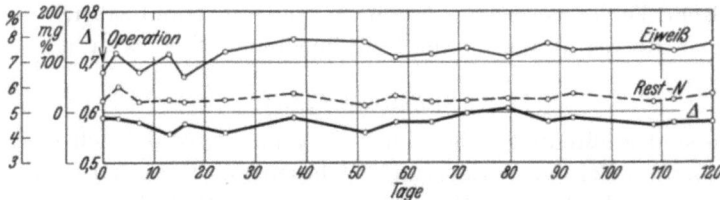

Abb. 5. Verlauf der Serumwerte (Gefrierpunktserniedrigung, Reststickstoffgehalt, Eiweißgehalt) beim Hund Flora 20 nach Verlagerung beider Harnleiter in den unteren Dickdarm, ohne Eröffnung.

Infektion der Harnwege zugrunde gehen. Ich fand dann aber jedesmal keine eitrige Infektion, sondern eine samtartige Rötung der gesamten Schleimhäute der Nierenwege mit leichten Fibrinbelägen. Ich habe stets den Eindruck gehabt, daß diese krankhaften Veränderungen kein ausreichender Grund für den Tod des Tieres seien. Die physikalisch-chemischen Werte während eines solchen Verlaufes habe ich bereits in einer früheren Arbeit (siehe S. 21) am Beispiel des Hundes Herta 15 niedergelegt. Das Verhalten der Werte ist bei weitem nicht mehr so ruhig und gleichmäßig wie während der Verlagerungszeit (s. Abb. 5). Von Zeit zu Zeit treten pathologische Zacken auf, die meistens mit dem klinischen Verhalten parallel gehen. Wenige Tage vor dem Tode beginnen die Werte rasch anzusteigen, so daß man trotz des geringen pathologischen Befundes annehmen muß, daß die Tiere an einem Versagen der Nierenfunktion sterben.

Als besondere Komplikation wäre noch zu nennen eine geringe Verengung des Darmrohres im Bereich der Ureterverlagerung. Sie ist mir in der ersten Zeit öfters entgegengetreten, wo ich für jeden Ureter gesondert ein eigenes Bett anlegte. Lagen die Verpflanzungen sich gegenüber, so bekam man für 8—14 Tage Schwierigkeiten mit der

Kotentleerung. Bei der Verlagerung in ein gemeinsames Bett treten diese Störungen nicht in Erscheinung. Das eingeführte Rektoskop bemerkt jedoch in dieser Gegend eine gewisse Einengung des Darmlumens.

Wie lange man bis zur Eröffnung der Harnwege wartet, habe ich schon erwähnt. Die Mindestzeit muß 14 Tage betragen. Wie weit man darüber hinausgehen kann, richtet sich nach den Röntgenkontrollen (intravenöse Pyelographie). Ich konnte sie beim Hund aus Geldmangel nicht regelmäßig durchführen. Bei der Obduktion einiger Tiere habe ich jedoch gesehen, daß schon bei einfacher Verlagerung Erweiterungen von Harnleiter und Nierenbecken mit Hypertrophie der Wandung vorkommen. Man wird also auf diese Erscheinung Rücksicht nehmen müssen. Beim Menschen sollte man in regelmäßigen Abständen, wenn man die 14 Tage Frist überschreiten will, Röntgenkontrollen durchführen. Ich glaube, daß in den Fällen mit Erweiterung geringe technische Fehler vorliegen. Bei einem anderen Hund sah ich $1/2$ Jahr nach der Relaparatomie normalfunktionierende Nierensysteme.

Technische Fehler.

Sie sind größtenteils schon im Text genannt, so daß ich mich kurz fassen kann. Bei der Verlagerung ist besonders darauf zu achten, daß das angelegte Bett in der Darmwand genügend Platz bietet. Man wird sonst die gleichen Wirkungen erleben wie sie Penfield bei seinen Versuchen mit Umlegen eines Gummibandes um den Harnleiter beobachtete. An den Austrittsstellen der Harnleiter muß stets eine weite Öffnung vorhanden sein, weil die einschnürende Wirkung der kommenden Narben mit zu berücksichtigen ist. Am Harnleiter selbst muß als oberste Regel gelten so wenig Nähte wie möglich anzulegen. Im Bereich der Darmschleimhaut darf man keine Seidennähte legen, denn es kommt trotz Kotpassage an diesen Stellen zur Steinbildung. Ich verfüge über ein Präparat, wo sich an solchen Stellen durch die Urinbenetzung 2 erbsengroße Steine gebildet hatten.

Besonders gefährlich ist es, längere Ureterstücke als wir angegeben haben, zu verlagern. Sie verfallen der vollständigen Nekrose und können sowohl zur Peritonitis als auch zur Pyonephrose führen.

Es liegt nahe, den Darm überhaupt nicht zu eröffnen und lediglich einen Drahtring durch die Darmschleimhaut hindurchzustechen und um den Harnleiter herumzuführen. Ich habe es mehrfach versucht, bin aber nicht damit zufrieden gewesen. Schon die Durchführung des dicken Drahtes durch den Darm ist schwierig. Man reißt gewöhnlich ziemlich große Löcher hinein, selbst wenn man den Draht an eine Nadel anlötet. Man kann auch nicht einfach die Drähte miteinander verdrehen, sondern muß den Ring löten. Bei diesen ganzen Maßnahmen habe ich den Eindruck gewonnen, daß hinsichtlich des aseptischen Arbeitens die kleine Darmeröffnung besser und weniger gefährlich ist. In einem Falle habe ich einfach ein U-förmiges Drahtstück über den Ureter in den Darm gestoßen. Bei der Rektoskopie konnte ich die Drahtenden gut zu Gesicht bekommen und auch fassen. Die Durchtrennung gelang ebenfalls. Der Hund hatte jedoch während der ganzen Zeit von den Drahtenden heftige Beschwerden. Er vermied peinlich jede Bewegung der Hinterläufe und hatte Schwierigkeiten mit der Urin- und Kotentleerung. Auch dieser Weg scheint mir keine besonders guten Aussichten zu bieten.

Die Vorteile der Verlagerungsmethode.

Die großen Vorteile unseres Vorgehens sehen wir darin, daß der sonst so schwere intraperitoneale Eingriff ungefährlich gemacht wird. Dadurch, daß der Zusammenhang des Nieren-Harnleiter-Blasensystems gewahrt bleibt, ist von dem Organismus zunächst nur die Einheilung der verlagerten Harnleiter zu bewältigen. Keine Harnstauung oder Pyolonephrose erschwert ihm die Überwindung des Eingriffes. Dabei ist nur *eine* intraperitoneale Operation nötig, um *beide* Harnleiter in eine Situation zu bringen, die es uns jederzeit ermöglicht, die Ureteren nach dem Darm zu eröffnen. Der Zeitpunkt dieses Eingriffes ist in unserer Hand. Wir können auch völlig darauf verzichten oder bei der Eröffnung eines Harnleiters stehenbleiben, wenn besondere Umstände es verlangen. Von unschätzbarem Vorteil ist es, daß durch die tiefe Anlage die Uretereinmündungen derart zu liegen kommen, daß wir uns jederzeit die Öffnung rektoskopisch sichtbar machen und therapeutisch eingreifen können.

Klinische Voraussetzungen und Aussichten für die Harnleiterverpflanzung beim Menschen.

Es wurde schon betont, daß nach Beendigung der rectoskopischen Harnleiterdurchtrennung sich ein Endzustand ergibt, welcher im Prinzip dem *Coffey*schen Vorgehen gleicht. Die Harnleitermündungen liegen allerdings dem Anus näher, und beide Ureteren benützen einen gemeinsamen Schrägkanal. Man kann deshalb die Erfahrungen mit dem submukösen Schrägkanal beim Menschen auf unsere Verhältnisse übertragen.

Da die Operation völlige Kontinenz erzielen will, so wird man sich in jedem Fall zunächst einmal zu vergewissern haben, ob der Kranke genügend Sphincterschluß besitzt. Die Entscheidung ist, besonders bei Ektopiefällen, nicht immer ganz einfach. Beim Kind soll man mindestens so lange warten, bis es gelernt hat, den Stuhl zu halten. *Ch. Mayo* warnt deshalb vor dem 3. oder 4. Jahr zu operieren. Beim Erwachsenen kann manche anamnestische Angabe brauchbar sein, so die partielle Incontinentia flatus. *Andrievsky* hat vorgeschlagen, in zweifelhaften Fällen eine bestimmte Menge Urin in den Enddarm einzuführen, um zu erkennen, ob der Urin gehalten werden kann. Führt man diesen Versuch längere Zeit durch, so wird man Patienten mit besonders reizempfindlicher Schleimhaut auch ausschalten können. *Andrievsky* beobachtete eine sehr lästige ekzematöse Hautreizung bei vorher nicht festgestellter Incontinentia ani und sah sich gezwungen, die Harnleiter nach gut gelungener Verpflanzung wieder in die Wunde einzunähen. *Robinson* beobachtete nach anfänglicher guter Schließmuskelfunktion während des Harndranges eine vorübergehende Schwäche des Sphincters. Ein Rectumvorfall bildet keine absolute Gegenanzeige (*Mayo*), wird aber besser vorher operativ beseitigt und die Schließmuskelfunktion erneut geprüft. Im allgemeinen rühmen die Autoren die vorzügliche Eignung des Enddarmes als Harnbehälter mit willkürlicher Entleerung. *Waltmann-Walters* untersuchte 59 der von *Mayo* operierten Kranken nach. In 3 Fällen wurde kein gutes Ergebnis erzielt, unsicher war das Retensionsvermögen in 9 Fällen, während alle anderen ausgezeichnet waren. Die Kranken können den Urin meistens 2—4 Stunden halten, werden arbeitsfähig. Auch beim Hustenstoß geht kein Urin ab. Einige können nachts durchschlafen, andere müssen 2—3 mal Wasser lassen. *Nietsch* und *Mayo* berichten von 8 stündiger, *Lower* von 9 stündiger Kontinenz. In dieser Hinsicht erfüllt die Operation die gehegten Erwartungen vollständig.

Auch die ständige Urinbenetzung der Schleimhaut des Enddarms wird durchweg gut vertragen. Anfänglich kommt es allerdings bisweilen zu kurzdauernden harmlosen Blutbeimengungen, die wir auch beim Hund häufig beobachten mußten. Die Gewebsuntersuchung der Schleimhaut bei solchen Tieren ergab eine einfache Colitis ohne Ulceration. Beim Menschen sind in seltenen Fällen jedoch ulceröse Proktitiden mit tödlichem Ausgang beobachtet worden (*Coffey, Lisovskaja*). *Fischel* berichtet über einen Kranken, welcher selbst nach einem Jahr noch an lästigen Durchfällen litt. *Rudney* spricht von einer diphtherischen Darmentzündung. Im allgemeinen werden diese Komplikationen jedoch nicht genannt. Sie werden auch beim Hund nicht beobachtet.

Selbstverständlich wird man jeder Verpflanzung eine genaue Untersuchung des Nierenharnleiter-Blasensystems mit allen zur Verfügung stehenden Mitteln vorangehen lassen und danach seine Entscheidung treffen. Leichte Infektionen der Harnwege bilden keine absolute Gegenanzeige. Eine nur einseitig vorhandene Niere ist von *Johnston* mit Erfolg verpflanzt worden (s. auch *Coffeys* Einstellung bei Tuberkulose). Von einigen Seiten wird vor der Transplantation erweiterter Harnleiter gewarnt. *Lichtenberg* empfiehlt in seinem Referat alle gesunden Harnleiter in den Darm, erkrankte in die Haut zu verpflanzen. Es fehlt jedoch nicht an Autoren (*Ch. Mayo, Steven* u. a.) mit großer Erfahrung, die auch dilatierte Ureteren mit gutem Erfolg in den Darm verbracht haben. Sie konnten nach einiger Zeit sogar eine völlige Rückbildung beobachten. Man wird jedoch gut tun, bei schon vorhandenen, *erheblichen* Erweiterungen vorsichtig zu entscheiden. Die von den Russen so oft angeführte, postoperative Anurie ist rein mechanisch durch das Zuschwellen des verpflanzten Harnleiterendes bedingt. Für die Harnleiterwege bedeutet dieser Zustand eine große Gefahr. Der Harnleiter muß offen gehalten werden (Ureterkatheter nach *Tuffier-Coffey*, Catgutfaden nach *Mayo*). Man sollte den Urinabgang sobald wie möglich erzwingen, nötigenfalls Entlastung durch vorübergehende Nephrostomie (*Hinman*). Auch *Coffey* rät dringend dazu.

Beim Menschen stellt sich am verpflanzten Harnleiter außerordentlich häufig eine geringe, gewöhnlich stationär bleibende Erweiterung ein. Das geht meines Erachtens hervor aus den im Schrifttum niedergelegten, intravenös erhaltenen Pyelogrammen. Sie zeigen durchweg eine etwas plumpe Form, die von den Autoren als normal bezeichnet wird und auch wohl kaum von einem Röntgenologen bei anatomischen, normalen Nieren-Harn-Wegen als krankhaft angesprochen würde. Ich glaube aber nicht recht, daß sie nach Harnleiterverpflanzungen unverändert zu gelten haben und berufe mich auf meine Beobachtungen an Hunden. Bei solchen plump geformten Nierenbecken und Harnleitern sieht man bei der Relaparatomie des Tieres immer, daß die Ureteren auf etwa Griffeldicke erweitert sind und daß sich im Lumen eine einheitliche Urinsäule befindet. Es handelt sich also um einen Hydroureter geringen Grades. Der normale Harnleiter ist völlig leer, treibt nur periodisch eine Urinspindel aus, und nur im Erschlaffungsstadium kommt für kurze Zeit ein Rückfluten des Harns mit Verteilung über den ganzen Ureter in Frage. Nach Harnleiterverpflanzungen muß auch der Urinabtransport verzögert sein. Das tritt besonders nach einseitiger Transplantation in Erscheinung. Man findet dann röntgenologisch eine ausgezeichnete, normal anmutende Darstellung der verpflanzten Seite, während man sich schwer tut, vom unberührten anderen System überhaupt eine Darstellung zu bekommen. Bei den menschlichen, intravenösen Pyelographien fällt mir immer wieder die wunderbare Wiedergabe mit den etwas plumpen Formen auf, so daß ich mich nicht des Eindrucks erwehren kann, daß dort die gleichen Bedingungen vorliegen. Über die Ursachen des erschwerten Urinabtransportes nach Harnleiterverpflanzungen habe ich schon auf S. 28 Angaben gemacht. Höhere Erweiterungsgrade von Nierenbecken und Harnleiter werden bisweilen auch beobachtet, hier hat man eine Stenose am Ureterende zu erwarten.

Als klinische Voraussetzung für die von uns angegebene „Verlagerungsmethode" wäre, abgesehen von den bisherigen Gesichtspunkten, noch wichtig, daß man sich vorher davon überzeugt, ob der Kranke bis in genügende Höhen zu rektoskopieren ist.

Große praktische Bedeutung besitzt die oft aufgeworfene Frage, ob man bei Frauen nicht während des abdominalen Eingriffes die Tubensterilisation vornehmen sollte. *Peterson* hält es für unnötig und beruft sich auf einen Fall, den *Mayo* mit Schwangerschaft durchbrachte. *Green-Armytage* halten nach Harnleiterverpflanzung die Entbindung durch Kaiserschnitt für notwendig. Bemerkenswert für diese Frage ist die Beobachtung von *Roloff*, dem 20 Jahre nach *Maydl*scher Operation die Patientin an einer Gravidität zugrunde ging, nach einer Sectio caesaria mit totem Fetus unter urämischen Erscheinungen (s. auch *Masel, Spiegel*). Die Erweiterung der Harnleiterwege gegen Ende der Schwangerschaft und die spätere Neigung zu Infektionen sind jedem Kliniker hinreichend bekannt. Da nach Harnleiterverpflanzungen in den Darm die Gefahren höher zu bewerten sind, scheint mir die Sterilisation eine notwendige Forderung zu sein, selbst wenn *Ch. Mayo* in seinem Material über Frauen berichtet, die normal entbinden konnten.

Mag von diesen Beobachtungen das eine oder andere unbekannt sein, so ist sich doch jeder Operateur im klaren, daß Bauchfellentzündung und eitrige Pyelonephritis die entscheidenden Gefahren jeglicher Harnleiterdarmverbindung sind. Es muß jedoch betont werden, daß die ascendierende Niereninfektion beim Menschen nicht die Rolle spielt, welche man ihr rein gefühlsmäßig immer wieder zuschreibt. *Ch. Mayo* ist der Meinung, daß sich vorübergehend in allen Fällen eine leichte Infektion der Harnwege einstellt. In seinem Material hatten jedoch 50% keine klinischen Zeichen von Niereninfektion. Bei 21% wurde sie manifest, verlief aber harmlos und hatte keine Wirkung auf das Allgemeinbefinden. Von 9 Patienten, welche in 1—7 Jahren nach der Operation starben, zeigte nur 1 Fall zum Tode führende Zeichen einer Niereninfektion. Offensichtlich ein ganz anderes Verhalten als beim Tierversuch. Auch bei schweren, eitrigen Nierenbeckeninfektionen können Menschen durch geeignete Maßnahmen zur Heilung gebracht werden, was beim Tier fast nie gelingt. So berichtet *Robinson* über Steinbildung mit perirenalen Abscessen, *Alison* über Steinpyelonephrosen, welche operativ geheilt werden konnten.

Zur Beseitigung der Peritonitisgefahr wird immer wieder nach extraperitonealen Methoden verlangt. Meines Erachtens auch mehr gefühlsmäßig, denn es ist nicht immer so, daß eine Eiterung in dem Gebiet, wo wir extraperitoneal operieren, weniger gefährlich ist als eine Bauchfellentzündung. Dabei kommt noch hinzu, daß wir nur die einfachsten, direkten Verpflanzungen anbringen können. *Pleschner* hat die *Coffey-*

sche Methode 3mal retroperitoneal angewendet und erlebte 2 Todesfälle an Peritonitis. Nach meinen Erfahrungen am Hunde werde ich mich nicht wieder so leicht entschließen, extraperitoneal zu arbeiten, wenn ich intraperitoneal eine klare Übersicht mit guten Vorbedingungen zum aseptischen Arbeiten vorfinde.

Die Anzeigenstellung zur Harnleiterverpflanzung ist recht vielseitig. Bei weitem am meisten ist der Eingriff bei Blasenektopiefällen angewendet worden. Die Russen nennen häufig vesicovaginale Fisteln, was wohl der mangelnden Geburtshilfe in Rußland zuzuschreiben ist. Einen weiteren Anteil nehmen die bösartigen Geschwülste der Harnblase und Prostata ein. *Coffey* nennt noch Perinealfisteln, schmerzhafte, narbige Schrumpfblasen, Traumen, die die Blase funktionsuntüchtig gemacht haben, ausgedehnte Blasenulcerationen tuberkulöser oder anderer Natur, wenn man nachweisen kann, daß wenigstens eine Niere noch gesund ist. Auch *Steven* hat bei Tuberkulose Harnleiterverpflanzungen vorgenommen, während *Ormond* ein derartiges Vorgehen ablehnt. *Piccard* hat die Ureteren bei mechanisch bedingter Urämie verpflanzt. Der Kranke ging an dem Grundleiden ein. In solchen Fällen ist sicher die cutane Urinableitung vorzuziehen.

Zur Beurteilung der Operationsgefahren hat man sich Anhaltspunkte durch Sammelstatistiken zu verschaffen gesucht. Ihr Wert ist zweifelhaft, da Methoden und Gesichtspunkte wechseln, so daß eine einheitliche Betrachtung kaum gestattet ist. Die mitgeteilte Prozentzahl erhöht meistens nur die Täuschung.

Ich übergehe die Berichte über die *Maydl*sche Operation (s. bei *Enderlen, Zesar*). Uns beschäftigen hier nur die Mitteilungen über Harnleiterverpflanzungen mit Benutzung des Schrägkanals. Das russische Schrifttum ist von *Smitten* erfaßt worden (1924). Dort wurden bis in die jüngste Zeit hinein fast ausschließlich die Operationsmethoden von *Tichov* und *Mirotworzev* angewendet, welche im Prinzip den Witzelkanal bilden. *Smitten* zählt (1924) 318 Fälle. Davon sind 200 genesen, 116 gestorben, bei zweien ist das Schicksal unbekannt. Als Todesursache wird 30mal die Bauchfellentzündung und 21mal die Pyelonephritis genannt. In mehr als 60% der Fälle geschah der Eingriff wegen bösartiger Geschwülste der Harnblase. Dauerergebnisse von 6 Monaten bis 10 Jahren sind 71 zu verzeichnen.

Scheele sammelte aus den Jahren 1887—1922 62 Fälle von Blasenexstirpation wegen Ca. und fand bei extraperitonealen Methoden eine Mortalität von 66%, während bei intraperitonealen Eingriffen nur 42% starben.

Ich kann aus dem Schrifttum der Jahre 1923—1933 54 Autoren aufführen, welche die Harnleiterverpflanzung unter Schrägkanalbildung entweder nach *Witzel* oder *Krynsky-Coffey* ausgeführt haben.

Mit Einschluß der Aufstellung *Smittens* zähle ich 508 gutartige Fälle, wovon 82 (= 16,2%) im Anschluß an die Operation starben. Bei 197 Kranken mit bösartigen Geschwülsten gingen 101 (= 51,2%) zugrunde.

Wie schon ausgeführt, bin ich weit entfernt, derartige Aufstellungen zu überwerten. Es scheint mir jedoch bemerkenswert, daß sich bei gleichartiger Erfassungstechnik die Aussichten bei gutartigen Erkrankungen in den letzten 10 Jahren gebessert haben. Wie grob aber diese Betrachtung ist, geht schon aus dem Umstand hervor, daß man bei bösartigen Geschwülsten meistens kaum in der Lage ist zu entscheiden, inwieweit der Tod der eigentlichen Operation oder der Grundkrankheit zuzuschieben ist.

Viel stärker wird man ein großes Material in der Hand eines Chirurgen bewerten dürfen. Hier muß das einzigartige Material von *Ch. Mayo* genannt werden, welches *Waldmann-Walters* auch auf dem deutschen Chirurgenkongreß 1931 mitgeteilt hat. Von 76 Kranken mit Blasenektopie starben nur 3 (= 3,9%) an den Folgen der Operation. Bei 27 Patienten sind seit der Operation 5 Jahre, bei 13 10 Jahre vergangen.

Coffey operierte 18 gutartige Fälle mit 2 Toten und 17 bösartige mit 5 Todesfällen. Man mag aus diesen wenigen Angaben erkennen, wieviel die Methode in der Hand eines auf diesem Gebiet erfahrenen Chirurgen zu leisten imstande ist.

Wenn eine spezielle Erfahrung auf diesem Gebiet für notwendig erachtet wird, so soll damit nur gesagt werden, daß nicht jeder Chirurg mit üblicher Technik gleich gute Ergebnisse zu erwarten hat. Der Harnleiter ist ein außerordentlich kapriziöses Organ. Ein kleiner technischer Fehler kann in funktioneller Hinsicht schon verheerende Wirkung haben. Deshalb hat *Coffey* immer wieder darauf hingewiesen, daß es notwendig ist, zunächst im Tierversuch Erfahrungen zu sammeln, ehe man sich kranken Menschen zuwendet. Einseitiges hochgezüchtetes Spezialistentum ist weder notwendig noch erwünscht.

Zusammenfassung.

Es wird eine Operation beschrieben, welche in erster Sitzung durch einen intraperitonealen Eingriff beide Harnleiter derart in den Enddarm verlagert, daß nach Ablauf einer Einheilungszeit die Eröffnung der Ureteren vom natürlichen After aus möglich wird. Die Vorteile eines solchen Vorgehens liegen darin, daß der Eingriff erheblich an Gefahren verliert. Bedrohliche Harnaufstauungen und Bauchfellentzündungen treten nicht auf. Da der Zusammenhang des Nieren-Harnleiter-Blasensystems zunächst gewahrt bleibt, so spielt bei richtiger Technik auch die aufsteigende Infektion der Harnwege in dieser Phase keine Rolle. Dabei ist nur *ein* intraperitonealer Eingriff notwendig, um beide Harnleiter den besonderen Erfordernissen des Falles angepaßt einzeln zu eröffnen. Es werden die biologischen Gründe erörtert, welche das abweichende Verhalten gegenüber den sonstigen Verpflanzungsmethoden verständlich machen. Zum Abschluß sind die Aussichten und besonderen Beobachtungen bei Anwendung von Harnleiterverpflanzungen am Menschen geschildert.

Literatur.

[1] *Andler, Rudolph*, Z. urol. Chir. **17**, H. 5/6, 298—357 (1925). — [2] *Andler, Rudolph*. Erg. Chir. **21**, 192—270 (1928). — [3] *Andrievskij, B.*, Nov. chir. Arch. **19**, 566—573 (1929). — [4] *Binet, Léon, et Serge Stoiceso*, Arch. urol de la Necker **7**, 1—15 (1931). — [5] *Blatt, P.*, Verh. dtsch. Ges. Urol. **1927**, 160—161 u. 164. — [6] *Blatt, P.*, Z. urol. Chir. **25**, 148—164 (1928). — [7] *Blatt, Paul*, Urologic rev. **32**, Nr 2, 94—95 (1928). — [8] *Blatt, P.*, Verh. dtsch. Ges. Urol. **1929**, 521—524 u. 528—531. — [9] *Boeminghaus, H.*, Arch. klin. Chir. **154**, 114—128 (1929). — [10] *Boulet, L.*, C. r. Soc. biol. Paris **74**, Nr 20, 1171 (1913). — [11] *Breitmann, M.-G.*, Z. urol. Chir. **37**, 424 (1933). — [12] *Brummelkamp, R.*, Geneesk. Tijdschr. Nederl.-Indie **72**, 1028—1034 (1932). — [13] *Carson, William J.*, Arch. Surg. **23**, 74—84 (1931); J. of Urol. **26**, 697 (1931). — [14] *Coffey, Robert C.*, Surg. etc. **32**, Nr 5, 383—391 (1921). — [15] *Coffey, Robert C.*, Surg. etc. **45**, Nr 6, 816—819 (1927). — [16] *Coffey, Robert C.*, Surg. etc. **47**, 593 bis 621 (1928). — [17] *Coffey, Robert C.*, Northwest Med. **27**, 303 (1928). — [18] *Coffey, Robert C.*, J. amer. med. Assoc. **93**, 1529—1538 (1929). — [19] *Coffey, Robert C.*, California Med. **33**. 562—565 (1930). — [20] *Coffey, Robert C.*, J. amer. med. Assoc. **94**, 1748—1750 (1930). — [21] *Coffey, Robert C.*, Ann. Surg. **91**, 908—923 (1930). — [22] *Coffey, Robert C.*, Brit. J. Urol. **3**, 353—428 (1931). — [23] *Coffey, Robert C.*, J. amer. med. Assoc. **99**, 1320—1323 (1932). — [24] *Coffey, Robert C.*, Amer. J. Surg., N. s. **20**, 254—297 (1933). — [25] *Eckels, John C.*, New England J. Med. **205**, 1045 bis 1047 (1931). — [26] *Enderlen*, Über Blasenektopie. Wiesbaden 1904. — [27] *Enderlen*, Erg. Chir. **1911**, 395. — [28] *Fischel, Ellis*, J. of Urol. **14**, Nr 3, 285—292 (1925). — [29] *Frommelt, Günther*, Zbl. Gynäk. **51**, Nr 6, 322—327 (1927). — [30] *Green-Armytage, V. B.*, Brit. J. Surg. **20**, 130—138 (1932). — [31] *Haebler, Hans*, Z. Urol. **19**, H. 5, 332—338 (1925). — [32] *Hinman, Frank*, J. amer. med. Assoc. **86**, Nr 13, 921—936 (1926). — [33] *Hryntschak, Theodora*, a) Pflügers Arch. **4**, 542 (1925); b) Z. urol. Chir. **1925**, Nr 18, H. 1/2, 86—110. — [34] *Hryntschak, Theodor*, Verh. dtsch. Ges. Urol. **1925**, 64—68. — [35] *Israel, Wilhelm*, Klin. Wschr. **1929 I**, 363—364. — [36] *Israel, Wilhelm J.*, Z. urol. Chir. **33**, 442—485 (1931). — [37] *Krynski, L.*, Zbl. Chir. **1896**, 73. — [38] *Lichtenberg, A. v.*, Klin. Wschr. **6**, Nr 10, 459 (1927). — [39] *Lisvoskaja*, Aussprache zum Thema: Transplantation der Harnleiter in den Mastdarm. Verh. 2. Kongr. russ. Urol., Leningrad, 29. bis 31. V. 1927, S. 30 (1928). — [40] *Lower, William E.*, Ann. Surg. **73**, Nr 3, 354—356 (1921). — [41] *Maier, Rudolf*, Arch. f. path. Anat. **1881**, 49—70. — [42] *Masel, S.*, Z. Akus. (russ.) **38**, H. 3, 342—345 (1927). — [43] *Mayo, Charles H.*, Ann. Surg. **82**, Nr 3, 472—474 (1925). — [44] *Mayo, Charles H., and Claude F. Dixon*, Surg. Clin. N. Amer. **10**, 1—6 (1930). — [45] *Mayo, Charles H., and William A. Hendricks*, Surg. etc. **43**, Nr 2, 129—134 (1926). — [46] *Mayo, Charles H., and Lester D. Powell*, Surg. Clin. N. Amer. **6**, Nr 5, 1131 bis 1135 (1926). — [47] *Mayo, Charles H., and Waltman Walters*, J. amer. med. Assoc. **82**, Nr 8, 624—626 (1924). — [48] *Nitch, Cyril A. R.*, Proc. roy. Soc. Med. **25**, 1413 bis 1430 (1932). — [49] *Nitch, Cyril A. R.*, Proc. roy. Soc. Med. **25**, 542 (1932). — [50] *Ormond, John K.*, J. of Urol. **25**, 117—143 u. 181—192 (1931). — [51] *Penfield, Wilder G.*, Amer. J. med. Sci. **160**, Nr 1, 36—46 (1920). — [52] *Peterson, Reuben*, Amer. J. Obstetr. **14**, Nr 4, 492—498 (1927). — [53] *Picard, Hugo*, Z. Urol. **19**, H. 11,

808—809 (1925). — [54] *Pleschner, Hans Gallus*, Z. urol. Chir. **1929**, 74—90. — [55] *Quinby, Wm. C.*, Trans. amer. Assoc. genito-urin. Surgeons **21**, 383—392 (1928). — [56] *Raffo, V.*, Atti Soc. ital. Urol. **1930**, 179. — [57] *Robinson, T. A.*, and *Gordon S. Foulds*, Brit. J. Surg. **14**, Nr 55, 529—530 (1927). — [58] *Roloff, Ferdinand*, Zbl. Chir. **1930**, 1977—1979. — [59] *Rothmann, Hans*, Z. exper. Med. **55**, H. 5/6, 776—781 (1927). — [60] *Rothmann, Hans*, Klin. Wschr. **6**, Nr 13, 603—604 (1927). — [61] *Rudnev, N.*, Vestn. Chir. **7**, H. 19, 150—155 (1926). — [62] *Scheele, K.*, Z. Urol. **17**, H. 2, 65—76 (1923). — [63] *Smitten, A. G.*, Nov. chir. Arch. (russ.) **6**, H. 1, 84—113 (1924). — [64] *Smitten, A. G.*, Die Harnleiterüberpflanzung in den Darm nach dem Materiale eines Rundschreibens an russische Chirurgen. Verh. 16. Kongr. russ. Chir., Moskau, 3. bis 8. V. 1924. Leningrad 1925, S. 648. — [65] *Smitten, A.*, Russk. Klin. **7**, Nr 36, 635—641 (1927). — [66] *Spiegel, N. A.*, Nov. chir. Arch. (russ.) **5**, H. 1, 112, 138 (1924). — [67] *Samarin, N.*, Vestn. Chir. **2**, 57—61 (1923). — [68] *Samarin, W. L.*, Vestn. Chir. **3**, H. 8/9, 247 (1924). — [69] *Ssizemsky, W.*, Zbl. Chir. **36**, Nr 20, 705 (1909). — [70] *Stevens, A. R.*, Amer. J. Surg. **6**, 92—93 (1929). — [71] *Stevens, A. R.*, Amer. J. Surg., N. s. **18**, 296—302 u. 284 (1932). — [72] *Tichoff, P.*, Chirurgia **22**, Nr 127 (1907). — [73] *Waldeyer, W.*, Das Becken. Bonn: Cohen 1899. — [74] *Walters-Waltman*, Uretertransplantation in das Rectumsigmoid bei Ectiopia vesicae. Klinische Erfahrungen in 74 Fällen. 55. Tag. d. Dtsch. Ges. f. Chir., Berlin, Sitzg vom 8. bis 11. IV. 1931. — [75] *Wharton, Lawrence R.*, J. of Urol. **28**, 639. — [76] *Whaton, Lawrence*, and *Hughson*, J. of Urol. **25**, H. 2, 145—157 (1931). — [77] *Wetzel, O.*, Zbl. Gynäk. **1896**, Nr 11. — [78] *Zesas, D. G.*, Dtsch. Z. Chir. **101**, H. 3/4 (1909).

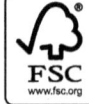

MIX
Papier aus verantwortungsvollen Quellen
Paper from responsible sources
FSC® C105338

If you have any concerns about our products,
you can contact us on
ProductSafety@springernature.com

In case Publisher is established outside the EU,
the EU authorized representative is:
**Springer Nature Customer Service Center GmbH
Europaplatz 3, 69115 Heidelberg, Germany**

Printed by Libri Plureos GmbH
in Hamburg, Germany